高级卫生专业技术资格考试用书

泌尿外科学全真模拟试卷与解析

（副主任医师/主任医师）

答案解析

英腾教育高级职称教研组　编写

中国健康传媒集团
中国医药科技出版社

内 容 提 要

根据人力资源和社会保障部、卫健委《关于深化卫生事业单位人事制度改革的实施意见》和《加强卫生专业技术职务评聘工作的通知》，高级卫生专业技术资格采取考试和评审结合的办法取得。本书是"高级卫生专业技术资格考试用书"系列之一，紧扣高级卫生专业技术资格考试前沿与新版考纲，包括两个分册："全真模拟试卷"包含题型说明与6套高度仿真模拟试卷，其所设题目数量、题型比例分配、难易程度、考核知识点构架均严格模拟真题；"答案解析"为6套模拟试卷的全解析版，有助于考生及时检验复习效果，有的放矢地归纳、梳理并记忆考试重点、难点与易错点，主要适用于参加卫生专业技术资格高级职称考试（副高、正高）评审申报人员在最后阶段冲刺备考，高分通过考核。

图书在版编目（CIP）数据

泌尿外科学全真模拟试卷与解析/英腾教育高级职称教研组编写 . —北京：中国医药科技出版社，2022.12
高级卫生专业技术资格考试用书
ISBN 978 - 7 - 5214 - 3499 - 6

Ⅰ.①泌…　Ⅱ.①英…　Ⅲ.①泌尿外科学 - 资格考试 - 习题集　Ⅳ.①R69 - 44

中国版本图书馆 CIP 数据核字（2022）第 209008 号

美术编辑　陈君杞
责任编辑　高一鹭　孟　垚
版式设计　友全图文

出版　**中国健康传媒集团** | 中国医药科技出版社
地址　北京市海淀区文慧园北路甲 22 号
邮编　100082
电话　发行：010 - 62227427　邮购：010 - 62236938
网址　www. cmstp. com
规格　787 × 1092 mm $\frac{1}{16}$
印张　10
字数　208 千字
版次　2022 年 12 月第 1 版
印次　2022 年 12 月第 1 次印刷
印刷　北京紫瑞利印刷有限公司
经销　全国各地新华书店
书号　ISBN 978 - 7 - 5214 - 3499 - 6
定价　**48.00 元**

获取新书信息、投稿、为图书纠错，请扫码联系我们。

目录

全真模拟试卷（一）答案解析

一、单选题

1. D 急性排斥多发生于肾移植后第1周和其后数月。主要鉴别诊断有ATN和输尿管梗阻。IL-2（inerleukin-2）抑制药（环孢素和普乐可复）可造成移植肾中毒，在诊断急性排斥之前应予以排除。肾移植后有25%~55%的患者发生急性排斥，5%~12%的患者发生2次或2次以上。急性排斥时，T淋巴细胞是主要的参与细胞。虽然许多患者通过临床表现就可诊断为急性排斥，但诊断的金标准还是肾活检。

2. E 后尿道损伤是下尿路最严重的一种损伤，80%~90%的患者由骨盆骨折引起，多发生于尿道膜部。骨盆骨折时，骨盆变形，前列腺移位，前列腺从尿生殖膈处被撕离时，膜部尿道被牵拉伸长，耻骨前列腺韧带撕裂时更甚，最终使尿道前列腺部和膜部交界处部分或全部撕断，全部撕断后前列腺向后上方移位，尿液沿前列腺尖处可外渗到耻骨后间隙和膀胱周围。

3. A 泌尿系统感染常由各型变形杆菌、某些克雷伯菌、铜绿假单胞菌、沙雷菌属、产气肠杆菌、葡萄球菌、普罗威登斯菌（Providencia）以及解脲支原体等引起，这些病原体能够产生尿素酶。

4. E 患者骑跨伤，损伤尿道球部，尿管不能插入，考虑球部尿道断裂，应行尿道修补吻合。尿道断裂者因尿道已完全失去连续性而完全不能排尿，膀胱充盈，有强烈尿意，下腹部膨隆，有尿外渗者，应广泛切开引流。

5. A 尿失禁按照按年龄分为小儿、成年人、老年人尿失禁。

6. A 女性患者，间歇性无痛性肉眼血尿，膀胱镜检查发现膀胱后壁有直径2.0cm大小红色绒毛样新生物，肿瘤单发，有蒂。绝大多数膀胱肿瘤患者的首发症状是无痛性血尿，膀胱镜检查对诊断具有决定性意义，可诊断为膀胱癌。经尿道膀胱肿瘤切除术（TURBT）既是非肌层浸润性膀胱癌的重要诊断方法，同时也是主要的治疗手段。既可以切除肉眼可见的全部肿瘤，又可以切除组织进行病理分级和分期。所以首选经尿道膀胱肿瘤电切术。

7. B 生殖系统感染是血精最常见的原因，感染致病原包括病毒、细菌、结核杆菌和寄生虫等。血精也可以是创伤、尿道异物、化学药品造成的结果。常见于精囊炎、前列腺炎、后尿道炎、精囊结核、附睾睾丸炎等。前列腺、精囊或输精管的结石也可引起血精。但血精是精囊炎的典型表现。

8. E 库欣综合征多见于15~30岁的女性。典型的临床表现有：①向心性肥胖，满月脸，水牛背，悬垂腹，颈短，四肢肌萎缩；②皮肤菲薄，下腹壁、大腿内侧、腋下皮肤可见紫纹，可见痤疮和多毛；③高血压，部分患者轻度或中度高血压；④性腺功能紊乱，性欲减退，月经不调，甚至闭经；⑤其他症状，如骨质疏松症引起腰背痛及易发生病理性骨折；精神症状，如失眠、记忆力减退、注意力分散等。

9. B 宫颈癌行全子宫切除术等盆腔手术时，容易损伤输尿管。

10. B 肾脏急性排异包括：①细胞型

排斥反应，常发生于移植后数月，临床上表现为骤然发生的移植肾衰竭。细胞型排斥反应镜下可见肾间质明显水肿，$CD4^+$和$CD8^+$ T细胞为主的单个核细胞浸润。肾小球及肾小管周围毛细血管中有大量单个核细胞，可侵袭肾小管壁导致肾小管炎，可引起局部肾小管坏死。②血管型排斥反应，主要为抗体介导的排斥反应。抗体及补体的沉积引起血管损伤，随后出现血栓形成及相应部位的梗死。此型更常出现的是亚急性血管炎，表现为成纤维细胞、肌细胞和泡沫状巨噬细胞增生所引起的血管内膜增厚，常导致管腔狭窄或闭塞。

11. E 脊柱旁脓肿多为细菌感染过程中，因病变组织坏死、液化而出现的局限性脓液聚积，四周有一完整的脓壁。常见的致病菌为金黄色葡萄球菌。CT检查可见脓腔不规则低密度影，脓腔壁为高密度影。肾和输尿管结石（renal and ureteral stone）多见，典型临床表现为向下腹和会阴部的放射性疼痛及血尿。结石梗阻还可造成肾盏、肾盂、输尿管的扩张积水。肾结石平片检查，肾结石可为单侧或双侧，位于肾窦区，表现为圆形、卵圆形、桑葚状或鹿角状高密度影，可均匀一致，也可浓淡不均或分层。桑葚状、鹿角状和分层均为肾结石典型表现。侧位片上，肾结石与脊柱影重叠，借此与胆囊结石、淋巴结钙化等鉴别。CT检查能够确切发现位于肾盏和肾盂内的高密度结石影。输尿管结石多为小的肾结石下移所致，易停留在生理性狭窄处。结石在X线平片和CT平扫上均表现为输尿管走行区内约米粒大小的致密影，CT还可发现结石上方输尿管和肾盂常有不同程度的扩张积水。当X线平片和CT平扫难以确定致密影是否为结石时，可行尿路造影或增强CT检查，以显示输尿管与致密影的关系，有助于确定是否为结石。

患者青年女性，右肾区痛伴高热，为椎旁脓肿的典型表现，CT检查可见椎旁肌肉内脓腔呈不规则低密度影，脓腔壁高密度影，故可能的诊断为右侧脊柱旁脓肿。

12. D 患者术后出现高热，剧烈腰痛，但血压正常，排除肾脏出血，WBC 18×10^9/L，考虑术后继发肾周感染。

13. D ①对持续反复发作者可行前列腺按摩，每周2~3次，持续2个月以上。②坐浴疗法。③中药治疗，根据分型选择，如翁沥通、前列腺安栓、中药灌肠等。④忌酒，忌辛辣饮食，避免疲劳，忌久坐和防止会阴部受凉。而适度的性生活促进前列腺液排出，有利于慢性前列腺炎治疗。

14. B 急性前列腺炎直肠指检可发现前列腺肿胀，部分或整个腺体质地坚韧、不规则，压痛明显。

15. E 急性前列腺炎时，不宜做前列腺按摩和取前列腺液，因其可能导致细菌沿输精管扩散，继发附睾炎，甚至出现败血症。

16. D 临床表现在膀胱，病变部位在肾脏，多为肾结核。

17. B 输尿管被结扎后，若能立刻发现，不会对输尿管壁的血供造成明显影响，但考虑到输尿管黏膜水肿，上尿路引流不畅，需留置DJ管；若时间较长，输尿管壁受损，局部血运不佳，去除缝线后仍可能出现坏死、漏尿，需切除该段受损的输尿管，行输尿管端端吻合或膀胱再植术，并留置DJ管。

18. D 尿道扩张或膀胱镜检时，因操作不当可造成尿道穿通伤，其损伤好发部位是尿道球部及尿道前列腺部。至少75%的前尿道损伤患者会有尿道外口出血，多为少量出血。尿液外渗进入会阴浅筋膜与尿生殖膈形成的会阴浅袋，并可向下腹部蔓延，表现为阴茎、阴囊、会阴及下腹部肿胀。球部尿道起于尿生殖膈，止于阴茎悬韧带。

19. A　开放根治性肾输尿管全切除术是传统的基本治疗方法，手术切除必须包括患肾、输尿管全长及输尿管开口处的膀胱壁。手术适应证包括肾盂癌；输尿管癌；多发性肾盂乳头状瘤，有或无同侧输尿管、膀胱肿瘤；上尿路多源性肿瘤。

20. A　先天性尿道下裂有四个特征：①尿道开口异常；②阴茎向腹侧屈曲畸形；③阴茎背侧包皮正常而腹侧包皮缺乏；④阴茎尿道海绵体发育不全，从阴茎系带部延伸到异常尿道开口，形成一条粗的纤维带。

21. E　肾小球性蛋白尿是指因肾小球的损伤而引起的蛋白尿。多因肾小球受到感染、毒素、免疫、代谢等因素的损害后，引起肾小球毛细血管壁破裂，滤过膜孔径加大，通透性增强或电荷屏障作用受损，使血液中相对分子质量较小的血浆蛋白（以清蛋白为主）滤出至原尿中。肾盂处在尿液最后排出的部位，所以与肾盂无关。

22. A　肾母细胞瘤是小儿恶性实体肿瘤中应用手术、化疗和放疗相结合的综合治疗最早的、效果最好的肿瘤。综合治疗后，肾母细胞瘤的 2 年生存率可达 $60\% \sim 94\%$。

23. E　排尿困难是前列腺增生最重要的症状，明确排尿困难是否由于膀胱神经源性病变所致，应行尿流动力学检查。

24. D　睾丸肿瘤分为生殖细胞肿瘤和非生殖细胞肿瘤。睾丸生殖细胞肿瘤占 $90\% \sim 95\%$，根据组织学的不同，可分为 5 种类型，即精原细胞瘤（seminoma）、胚胎癌、畸胎瘤、绒毛膜癌和卵黄囊瘤。

25. E　一些神经性病变可以影响膀胱顺应性，如骶上神经损伤的神经源性膀胱，逼尿肌失去上中枢的抑制，导致膀胱壁张力增高，膀胱顺应性下降，膀胱内压力超过安全范围，易导致肾积水、膀胱输尿管反流等并发症。

二、多选题

26. AE　尿路结石原发于肾盏、肾盂、膀胱，输尿管及尿道不形成结石，但结石易嵌顿于这两处。

27. AB　对于尿道下裂合并双侧或单侧不可触及的隐睾者，无论外生殖器外观如何，都应高度怀疑两性畸形的可能性。尿道下裂是显性畸形，依据病史和体格检查常可确诊，但是，部分阴茎头型尿道下裂患儿易漏诊。重度尿道下裂常伴有小阴茎、阴囊分裂和阴茎、阴囊错位等，应与两性畸形相鉴别。肾上腺性征异常症的女婴在出生时表现为不同程度的假两性畸形。故严重的尿道下裂伴有隐睾时应与肾上腺性征异常症及真两性畸形相鉴别，如要确诊可进一步查染色体。

28. ABCDE　根据患者的影像检查可知，左侧泌尿系统未见异常，右肾盂处扩张，同时伴有输尿管扩张，右侧输尿管内可见高密度阴影的结石。

29. BCD　睾丸表面有一层坚韧而厚的纤维膜，称为白膜。沿睾丸后缘白膜增厚，突入睾丸内形成睾丸纵隔。自睾丸纵隔发出许多放射状走行的纤维隔，称睾丸小隔，将睾丸实质分成许多睾丸小叶。睾丸小叶内含有盘曲的精曲小管，精曲小管结合成精直小管，进入睾丸纵隔交织成睾丸网。

30. BCDE　阴部内动脉发出会阴动脉和阴茎（蒂）动脉，穿坐骨小孔入坐骨肛门窝，走行于阴部管内，是坐骨肛门窝内的主要血管。

31. BCE　血钠降低见于：①肾脏失钠，如肾上腺激素分泌减少；②肾功能不全；③抗利尿激素应用过多。

32. ABCDE 糖耐量减低多见于 2 型糖尿病、生长激素异常增高、皮质醇增多症、甲状腺功能亢进症、肥胖病、胰腺肿瘤、肢端肥大症、脑垂体瘤等。

33. ABCDE 血清肌酐、尿素氮和肾小球滤过率反映总的肾功能。血清肌酐（Scr）在肾功能降至正常的 50% 之前，均可保持在正常范围内。血尿素氮可反映肾小球滤过率。肾清除肌酐的速率本质上等同于肾小球滤过率。排泄性尿路造影检查可以观察对侧肾和输尿管以及膀胱的形态、功能，还可以根据对侧肾代偿情况，评估患侧肾积水的程度及功能状态。尿液浓缩稀释试验主要用于检查肾小管的功能。

34. BCD 肾损伤的特殊检查包括 B 超，腹部平片及静脉肾盂造影，CT，MRI，肾动脉造影及放射性核素肾扫描。

35. BCDE 阴茎背动脉来自阴部内动脉。

36. ABCDE 根据患者的 CT 可见右肾局部隆起，密度与肾相似，边界模糊。增强扫描皮质期，病灶强化明显但仍低于肾皮质的强化，血管未见破损，且病灶强化迅速减退，所以考虑为右肾上极的肾癌。

37. ACE 肾盂肾炎可发生于各年龄段，育龄期女性最多见。致病菌主要为大肠埃希菌和其他肠杆菌及革兰阳性菌。下尿路感染以膀胱刺激症状为主要临床表现，并常有下腹部不适、酸胀，很少有寒战、发热等全身症状。肾盂肾炎可口服药物治疗，疗程 10 ~ 14 天。急性肾盂肾炎的患者在病情允许时，应尽快做相关尿路影像学检查，以确定有无尿路梗阻。

38. ABCE 1998 年世界前列腺炎协作组织正式批准了 NIH 新分类法：Ⅰ型为急性细菌性前列腺炎；Ⅱ型为慢性细菌性前列腺炎；Ⅲ型为慢性前列腺炎/慢性骨盆疼痛综合征；Ⅳ型为无症状性前列腺炎。

39. ABCDE 睾丸肿瘤发病的危险因素包括：隐睾、曾经患过睾丸肿瘤、有家族史、真两性畸形、男性不育、外伤或感染造成睾丸萎缩、母亲妊娠期曾用外源性雌激素。

40. ABC 阴茎头型尿道下裂的临床表现：①尿道开口位于冠状沟腹侧，呈裂隙状，包皮系带常缺如，背侧包皮堆积。②尿道口可有狭窄，严重者可引起排尿困难甚至肾积水。③阴茎头常呈扁平型，向腹侧弯曲。

41. ACDE ①急性细菌性前列腺炎一旦确定临床诊断或得到血、尿培养结果，应立即应用抗生素。开始可经静脉使用抗生素，待患者的发热等症状改善后，可改用口服药物（如氟喹诺酮），疗程至少 4 周。伴尿潴留者可采用耻骨上膀胱穿刺造瘘引流尿液，也可采用细管导尿，但留置尿管时间不宜超过 12h。伴脓肿形成者可采取经直肠超声引导下细针穿刺引流、经尿道切开前列腺脓肿引流或经会阴穿刺引流。症状较轻的患者也应使用抗生素 2 ~ 4 周。②慢性细菌性前列腺炎抗生素治疗的疗程为 4 ~ 6 周。③炎症性慢性前列腺炎首选口服喹诺酮类药物，如环丙沙星等较广谱抗生素，对厌氧菌、沙眼衣原体、支原体等均有作用。喹诺酮类药物治疗 2 ~ 4 周，根据效果决定是否继续治疗，只有患者临床症状减轻时才考虑继续使用抗生素，总疗程为 4 ~ 6 周。加用 α 受体阻滞剂可松弛前列腺、膀胱平滑肌和缓解盆底肌痉挛，减轻疼痛症状。炎症性慢性前列腺炎患者有尿频、尿急、夜尿增多而无尿路梗阻者，可能有膀胱过度活动，可应用 M 受体阻滞药。④非炎症性慢性前列腺炎即Ⅲb 型，不推荐使用抗生素治疗。⑤无症状性前列腺炎一般无需治疗。

42. ABC 挛缩膀胱和对侧肾积水都

是肾结核常见的晚期并发症。挛缩膀胱常可致对侧输尿管口狭窄或闭合不全，形成洞穴样输尿管口。膀胱内压升高时，导致上尿路梗阻或膀胱尿液反流，引起对侧肾积水。

43. ABDE 肾周脓肿主要由肾内脓肿破入肾周而成，大多数来自肾脏的感染，也可由血行播散而来。感染的病原菌可以是革兰阴性杆菌，也可以是革兰阳性球菌。患者向患侧弯曲时引起同侧腰部疼痛。超声检查通常可显示脓肿，但 CT 是最可靠的检查方法，几乎所有的肾周脓肿均可被 CT 测出。若延误治疗，可能引发其他的严重并发症，例如肺炎等。

44. ABCDE 神经源性膀胱患者多有明显的神经损害病史、体征，往往伴有下肢感觉和（或）运动障碍、肛门括约肌松弛和反射消失。确诊依赖于神经系统检查和尿流动力学评估。初步评估应包括：①体格检查：除了必要的全身系统检查外，着重进行泌尿外科专科检查和全身神经系统检查。②实验室检查：尿常规检查了解有无泌尿系感染及血尿、蛋白尿的存在；血清肌酐和尿素氮检查可以监测肾功能的状态。③特殊检查：可以借助 X 线、CT、MRI 及电生理学等手段检查原发的神经系统疾病。④尿动力学检查：其中最大尿流率最有临床价值。

45. ACD 下腔静脉后输尿管又称环绕腔静脉输尿管，是下腔静脉发育反常的一种先天性畸形。本病的主要病理改变是梗阻所致，由于输尿管受压梗阻常引起肾及输尿管上 1/3 积水造成尿液引流不畅，尿路造影可显示右肾积水及右输尿管呈"S"状或镰刀状弯曲。治疗通常采用切断上段输尿管，移位至下腔静脉前进行端端吻合的方法。

46. ACD 90% 以上肾损伤的患者有

血尿，轻者为镜下血尿，Ⅳ级肾损伤肾脏碎裂时可伴大量血尿。肾损伤程度越重，血尿不一定重，例如肾动脉断裂时可无血尿，但肾挫伤时可出现血尿，血尿的持续时间很大程度上取决于止血功能。

47. ABCDE 包皮过长、过紧或包茎常并发包皮龟头炎。阴茎癌几乎均发生于包皮过长或包茎者，常伴有腹股沟淋巴结肿大。包皮过长可引起继发性包茎，包茎包皮口小影响排尿，引起包皮嵌顿。

48. AD 泌尿系平片常摄取仰卧前后位片，范围包括两侧肾脏、输尿管及膀胱，即从第 11 胸椎开始至耻骨联合或稍低。除急诊外均需行检查前准备，主要包括检查前 1 天少渣饮食，睡前服缓泻药，如酚酞片、液状石蜡或番泻叶汤等。清洁灌肠不作为常规应用。

三、共用题干单选题

49. C 膀胱过度活动症（OAB）是一种以尿急症状为特征的症候群，常伴有尿频和夜尿症状，可伴或不伴有急迫性尿失禁，尿检一般无明显异常。根据题干患者反复尿频、尿急，尿检偶有少量白细胞、红细胞，考虑膀胱过度活动症可能性大。

50. C 尿失禁分为四种：①真性尿失禁，由于尿道外括约肌损伤或缺陷，导致持续性尿液从尿道流出。②压力性尿失禁，指喷嚏或咳嗽等腹压增高时出现不自主的尿液自尿道外口渗漏。③充溢性尿失禁，指由于尿道梗阻（尿道狭窄、前列腺增生）和膀胱收缩无力等导致慢性尿潴留，膀胱在极度充盈的情况下，膀胱内压力超过正常尿道括约肌的阻力，尿液从尿道溢出。④急迫性尿失禁，是指膀胱肌肉过度紧张和尿道括约肌的合作不当所引起的尿频、尿急等症状，是膀胱过度活动症的表现。

51. B 前列腺癌多在 50 岁以后发病，

随年龄的增加，前列腺癌的发病率也升高。早期前列腺癌缺乏特异性表现，随着前列腺体积的增大，造成膀胱出口梗阻时会出现排尿困难、尿潴留，也可以发生血尿。部分患者在出现局部症状之前即已发生远处转移，因此部分患者的首发症状是骨痛或是脊髓受压迫引起的神经系统症状。当肿瘤侵犯盆腔壁时，可出现会阴、腰骶部的疼痛。肿瘤侵犯三角区膀胱壁时，可能累及输尿管开口而造成肾积水。直肠指检可发现前列腺癌结节，质地多较正常腺体坚硬。PSA 的正常值应小于 4ng/ml，当大于 10ng/ml 时提示发生前列腺癌的可能大大增加。该患者为 75 岁的男性患者，有排尿困难、腰背痛，前列腺左叶有直径 1cm 质硬结节，PSA > 100ng/ml。所以最可能为前列腺癌。

52. D 临床诊断前列腺癌的基本方法包括血清前列腺特异性抗原（PSA）检查、直肠指诊、盆腔磁共振检查和前列腺穿刺活检。PSA 的正常值应小于 4ng/ml，当大于 10ng/ml 时提示发生前列腺癌的可能大大增加。盆腔磁共振可清晰显示前列腺组织内的信号异常是否符合前列腺癌特征，估测前列腺癌患病风险，了解前列腺癌是否侵犯被膜、血管神经束、精囊、膀胱、直肠等，也为前列腺穿刺活检提供参考。直肠指诊可触及前列腺硬结。B 超对前列腺癌的鉴别能力不强，可辅助了解前列腺大小、有无肾积水等。当怀疑有前列腺癌可能时，即应进行 B 超或磁共振引导下的前列腺穿刺活检术，前列腺穿刺活检是病理确诊前列腺癌的主要方法。

53. E 磁共振检查发现第 2、3、4 腰椎有成骨性病灶，提示前列腺癌出现远处骨转移。对于病变已侵及前列腺周围组织或已发生远处转移的患者，可进行内分泌治疗，通常采用的方法是药物去势，即用

促性腺激素释放激素类似物来达到耗竭促性腺激素的结果，继而抑制睾丸功能，降低雄激素水平，可使血清睾酮下降到睾丸切除后的同样水平。还可应用抗雄激素制剂来阻断雄激素受体。

54. B 泌尿系结核是最初结核杆菌原发感染时结核杆菌血行播散的结果，肾是泌尿系结核的原发感染部位。泌尿系结核的诊断主要依靠排泄性尿路造影（IVP）或逆行肾盂造影。

55. D 泌尿系结核静脉尿路造影的典型表现为肾盏破坏，边缘不整如虫蚀样，严重时形成空洞。

56. A 泌尿系结核累及膀胱肌层，引起严重的纤维组织增生，使膀胱挛缩，导致尿频。

57. B 男性排尿困难多见于前列腺增生症和尿道狭窄。前列腺增生多有逐渐加重的排尿困难症状。直肠指诊触及前列腺增大，中央沟消失。患者排尿费力，且持续多年，饮酒后一天未排尿，膀胱膨胀，考虑膀胱受到挤压，可能为前列腺增生。

58. E 由于患者一天没排尿，膀胱内尿液储存较多，短时间内排空膀胱内的尿液可引起膀胱内压骤然降低而引起膀胱内大量出血。

59. C 通过 B 超，可获得人体各器官的各种切面图形，比较清晰，所以可对前列腺进行 B 超检查。

60. B 首先应该考虑保留肾，找出病因，去除病因，缓解症状。

61. E 气性坏疽通常在伤后 1~4 日发病，最快者可在伤后 8~10 小时，最迟为 5~6 日。患者常诉伤肢沉重或疼痛，持续加重，有如胀裂，程度常超过创伤伤口所引起者，止痛剂不能奏效；局部肿胀与创伤所能引起的程度不成比例，并迅速向上下蔓延，每小时都可见到加重。伤口中

有大量浆液性或浆液血性渗出物，可渗湿厚层敷料，当移除敷料时有时可见气泡从伤口中冒出。皮下如有积气，可触及捻发音。由于局部张力，皮肤受压而发白，浅静脉回流发生障碍，故皮肤表面可出现如大理石样斑纹。因组织分解、液化、腐败和大量产气（硫化氢等），伤口可有恶臭。患者右大腿刀扎伤18小时，患处剧烈胀痛并持续性加重，伤口周围皮肤苍白、水肿，大量棕色渗出液，触诊有捻发感，符合气性坏疽的诊断。

62. B 气性坏疽是厌氧菌感染的一种，即梭状芽孢杆菌所致的肌坏死或肌炎。这类细菌可产生多种有害于人体的外毒素与酶。有的酶是通过脱氮、脱氨、发酵的作用而产生大量不溶性气体如硫化氢、氮等，积聚在组织间；有的酶能溶解组织蛋白，使组织细胞坏死、渗出，产生严重水肿。由于气、水夹杂，急剧膨胀，局部张力迅速增加，皮肤表面可变得如木板样硬。筋膜下张力急剧增加，从而压迫微血管，进一步加重组织的缺血、缺氧与失活，更有利于细菌繁殖生长，形成恶性循环。这类细菌还可产生卵磷脂酶、透明质酸酶等，使细菌易于穿透组织间隙，快速扩散。病变一旦开始，可沿肌束或肌群向上下扩展，肌肉转为砖红色，外观如熟肉，失去弹性。如侵犯皮下组织，气肿、水肿与组织坏死可迅速沿筋膜扩散。活体组织检查可发现肌纤维间有大量气泡和大量革兰阳性粗短杆菌。

63. C 溶血反应是最严重的输血并发症。虽然很少发生，但后果严重，死亡率高。发生溶血反应的患者临床表现有较大差异，与所输的不合血型种类、输血速度与数量以及所发生溶血的程度有关。典型的症状为患者输入十几毫升血型不合的血后，立即出现沿输血静脉的红肿及疼痛，

寒战、高热、呼吸困难、腰背酸痛、头痛、胸闷、心率加快乃至血压下降、休克，随之出现血红蛋白尿和溶血性黄疸。溶血反应严重者可因免疫复合物在肾小球沉积，或因发生弥散性血管内凝血（DIC）及低血压引起肾血流减少而继发少尿、无尿及急性肾衰竭。荨麻疹是最常见的输血反应。本题患者输全血5分钟后出现寒战、高热、腰痛，心前区压迫感，全身散在荨麻疹，血压80/60mmHg，尿呈酱油色，最可能是发生了溶血反应。

64. A 溶血反应急救处理：①一旦怀疑溶血反应，立即停止输血，用生理盐水维持静脉通道。②抗休克并维持循环功能，纠正电解质失衡和酸中毒，可选用新鲜同型血浆、右旋糖酐、平衡盐溶液、白蛋白溶液等恢复有效循环血量，用升压药提升血压，同时加用糖皮质激素等。③碱化尿液以保护肾功能，当血容量已基本补足，尿量基本正常时，可选用甘露醇、呋塞米等药物利尿，以维持尿量。④密切观察病情，有无出血倾向，及早防治DIC的发生。⑤严重溶血反应，应该尽早换血治疗，以移除血液循环内异形红细胞及其破坏后的有害物质。⑥注意肺功能变化，防止因输液过多导致急性肺水肿等。

65. B 对患者的治疗包括：①抗休克：应用晶体、胶体液及血浆以扩容，纠正低血容量性休克，输入新鲜同型血液或输浓缩血小板或凝血因子和糖皮质激素，以控制溶血性贫血。②保护肾功能：可给予5%碳酸氢钠溶液250ml，静脉滴注，使尿液碱化，促使血红蛋白结晶溶解，防止肾小管阻塞。当血容量已基本补足，尿量基本正常时，应使用甘露醇等药物利尿以加速游离血红蛋白排出。若有尿少、无尿，或氮质血症、高钾血症时，则应考虑行血液透析治疗。③若DIC明显，还应考虑肝

素治疗。④血浆交换治疗：以彻底清除患者体内的异形红细胞及有害的抗原抗体复合物。

四、案例分析题

66. ABCEF 患者双肾积水，双输尿管扩张，膀胱三角区毛糙，无肾血管障碍和肾上腺疾病的症状，所以不需要做肾血管造影和肾上腺功能检测，病变可能位于双肾、输尿管及膀胱。

67. B 盆腔脂肪增多症是一种以盆腔内直肠和膀胱周围脂肪组织过度增生为特征的良性疾病。临床表现为：①输尿管压迫相关症状如腰酸、腰胀等；②一般泌尿系统症状如尿频、排尿困难及夜尿增多等；③消化系统症状如便秘等；④合并高血压等。直肠指检结合特征性影像学表现是该疾病诊断的主要依据。直肠指检可提示前列腺位置抬高，不易触及或仅能触及前列腺尖部，有时甚至能触及坚硬、结节样、固定、增厚的盆腔肿物。B超和X线检查可进行初步筛选。盆腔内膀胱、输尿管及肠道周围增生的脂肪组织在B超下可表现为相应部位大量的中高回声，分布较均匀，无明显包膜，与周围组织分界不清。X线表现为"骨盆透明征"；膀胱造影示膀胱位置抬高，变形拉长，呈现典型性的"倒梨形"或"泪滴形"。患者腰部胀痛伴排尿困难1年，膀胱镜提示后尿道延长，膀胱三角区多发滤泡样改变，双输尿管口观察不清，其他各壁黏膜光滑；B超提示双肾积水，双输尿管扩张，膀胱三角区毛糙，可以推断为盆腔脂肪增多症。

68. ABD 患者肾积水加重，肾功能进一步受损，所以要对肾进行透析，同时可以留置尿管和DJ管。

69. B 患者尿道无法排出积水，应做尿流改道，避免肾积水复发。

70. ABCDEF 男性在45岁以后前列腺可有不同程度的增生，多在50岁以后出现临床症状。早期出现尿频、无排尿困难。根据题干，考虑为前列腺增生。患者尿频、尿急，尿常规检查可以排除是否存在尿路感染；尿流率检查可反映BPH梗阻情况；超声残余尿指排尿后检测膀胱尿量，能反映前列腺梗阻、尿排空情况；IPSS评分是量化BPH下尿路症状的方法，是目前国际公认的判断BPH患者症状严重程度的最佳手段；生活质量评估（QOL）是患者对目前症状耐受程度进行自我主观评价的定量评分系统，临床用以了解BPH下尿路症状对患者生活的影响程度；PSA升高提示前列腺癌可能；前列腺液常规是针对慢性前列腺炎的检查。

71. B IPSS评分是量化BPH下尿路症状的方法，总分0~35分，轻度症状为0~7分；中度症状为8~19分；重度症状为20~35分。QOL评分从非常好到很痛苦分为0~6分，是了解患者对其目前下尿路症状对生活的影响的主观感受，4分表示多数不满意。成年男性最大尿流率≥15ml/s。PSA正常范围0~4ng/ml，根据提示，PSA较正常升高，不能排外前列腺癌。当发生前列腺癌时PSA常有升高，并往往与体内肿瘤负荷的多少成正比。前列腺癌主要的症状为出现尿频、排尿困难及无痛性血尿，故最可能是前列腺癌。

72. G 临床诊断前列腺癌的基本方法包括血清前列腺特异性抗原（PSA）检查、直肠指诊、盆腔磁共振检查和前列腺穿刺活检。PSA的正常值应小于4ng/ml，当大于10ng/ml时提示发生前列腺癌的机会大大增加。盆腔磁共振检查可清晰显示前列腺组织内的信号异常是否符合前列腺癌特征，估测前列腺癌患病风险，了解前列腺癌是否侵犯被膜、血管神经束、精囊、膀胱、直肠等，也为前列腺穿刺活检提供参考。直肠指诊可触及前列腺硬结。B超对前列腺癌的鉴别能力不强，可辅助了解前列腺大小、有无肾积水等。当怀疑有前列腺癌时，即应进行B超或磁共振引导下的前列腺穿刺活检术。前列腺穿刺活检是病理确诊前列腺癌的主要方法，病理诊断为金标准。

73. E 前列腺癌TNM分期（AJCC，2009年），T_1为不能被扪及和影像学难以发现的临床隐匿肿瘤。本例超声见前列腺外腺区有一1cm大小的低回声结节，排除D选项。T_2为局限于前列腺内的肿瘤，T_3为肿瘤侵犯包膜外（单侧或双侧），T_4为肿瘤固定或侵犯除精囊外的其他临近组织结构，如尿道外括约肌，直肠、肛提肌和（或）盆壁。本例患者盆腔MRI示盆腔未见肿大淋巴结，前列腺包膜完整，双侧精囊未见异常，为T_2期。无区域淋巴结转移N_0，无远处转移M_0。该患者的分期为$T_2N_0M_0$。

74. DE 早期前列腺癌可以通过根治性手术或者根治性放疗等方式达到良好的治疗效果，甚至得以治愈。根治性前列腺切除术是治疗前列腺癌最有效的方法；对于器官局限性肿瘤（即肿瘤仅位于前列腺内部），根治性放疗能达到近似治愈的效果，其5~10年内的无瘤存活率可与根治性前列腺切除术相似。

75. FGH 根治性前列腺切除术的切除范围包括完整的前列腺、双侧精囊、双侧输精管壶腹段和膀胱颈部。手术时机上，一旦确诊为中、低危前列腺癌并且具备手术条件者应择期接受根治术。经直肠穿刺活检者应等待6~8周再行手术，经尿道前列腺切除术者应等待12周再行手术，可以降低手术难度并减少并发症。

76. ABC 根治性前列腺切除术是指切除前列腺、双侧精囊、双侧输精管壶腹段和膀胱颈部，同时查看盆腔淋巴结有无转移并清扫。

77. ACE 淋巴结清扫后，根据淋巴结病理结果有助于病理分期；无淋巴结转移者清扫后对疗效无明显影响。淋巴结清扫范围：彻底切除髂动脉和髂静脉前面、后面及其之间的纤维脂肪组织，下至腹股沟管，后至闭孔神经后方。包括腹主动脉分叉以下和髂总血管周围、生殖股神经内侧、旋髂静脉、闭孔、髂内、骶前淋巴组织。而标准淋巴结清扫的范围与扩大清扫相比要局限很多，一般仅包括髂总动脉分叉水平以下。

78. ABCF 根据该患者临床表现，考虑诊断尿酸结石。趾关节红、肿、热、痛是痛风所致，此时拍趾关节X线平片往往看不到异常。尿酸结石患者常有鱼虾籽样的尿砂粒排出。因尿酸石在X线片上不显影，在肾盂造影时可见圆形或鹿角状充盈缺损，易误诊为肾盂肿瘤。实验室检查，尿呈酸性，尿沉渣检查易于发现尿酸结晶，约有50%的患者血中尿酸升高，24小时尿中尿酸排出往往超过3.75mmol（750mg）。结合B超和CT检查可以确诊。

79. ABDE 根据题干，患者痛风、肾绞痛，可初步诊断为尿酸结石，该结石X线检查不显影，可进一步行B超、静脉尿路造影+逆行造影、CT检查，能明确结石的大小及位置、肾积水的程度、输尿管扩张情况。

80. AE 痛风合并泌尿系结石的患者在尿常规检查中除了镜下血尿外，往往尿的pH值也降低。

81. AC 单纯尿酸结石和胱氨酸结石往往是完全透过X线的，因此为X线阴性结石。

82. BDEG 丙磺舒抑制尿酸盐在近曲肾小管的主动重吸收，增加尿酸盐的排泄而降低血中尿酸盐的浓度。可缓解或防止尿酸盐结节的生成，减少关节的损伤，亦可促进已形成的尿酸盐溶解。碳酸氢钠提高尿液的 pH 值有利于抑制结石形成。枸橼酸钾是碱性枸橼酸盐，能够增加尿枸橼酸的排泄，降低尿液草酸钙、磷酸钙和尿酸盐的过饱和度，提高对结晶聚集和生长的抑制能力，能有效减少含钙结石的复发。别嘌醇会使血中尿酸浓度减低，减少尿酸盐在骨、关节及肾脏的沉积，对肾结石有预防的作用。

83. C 输尿管损伤可发生在盆腔、腹膜后的开放及腹腔镜手术时，如结肠、直肠、子宫以及周围大血管的手术。由于解剖复杂，手术野不清，匆忙止血，大块钳夹，结扎极易累及输尿管；肿瘤将输尿管推移或粘连、后腹膜纤维化等会使手术困难加重，累及输尿管的几率也会增加。术中不一定能发现，术后发生漏尿或无尿时才察觉。结合题干，患者子宫内膜癌根治手术后阴道流出清亮液体，应考虑输尿管阴道瘘，渗出物最可能为尿液。

84. B 子宫切除术中最易发生的损伤为输尿管损伤与膀胱损伤。该病例患者尿管引流的尿液清亮，膀胱损伤的可能性较小。

85. ABDEF 输尿管损伤的原因：（1）医源性损伤：①与输尿管腔内器械操作有关；②与输尿管腔外手术操作有关：常发生在盆腔、腹膜后的开放及腹腔镜手术时，如结肠、直肠、子宫以及周围大血管手术，由于解剖复杂，手术野不清，匆忙止血，大块钳夹，结扎极易累及输尿管；肿瘤将输尿管推移或粘连、后腹膜纤维化等会使手术困难加重，累及输尿管的几率也会增加。（2）开放性外伤。（3）放射性外伤，见于宫颈癌、膀胱癌、前列腺癌等放疗后，使输尿管管壁水肿、出血、坏死，形成尿

瘘或纤维瘢痕组织增生，造成输尿管狭窄或梗阻。

86. C 子宫内膜癌根治术中输尿管最易受损的部位为输尿管盆腔段。

87. ABCDE ABCDE 均能显示输尿管损伤部位，剖腹探查手术为有创操作，创伤及风险较大，且该手术本身也有输尿管损伤风险，常规检查无法明确诊断、且高度怀疑者才能选择。

88. CDF 对于输尿管损伤超过 24 小时的患者，输尿管组织水肿较为明显，一期修复困难，建议先行肾造瘘术，积极控制感染，待情况好转后再行输尿管成形术。

89. ABEFI 患者肾结石，肾积水且有积液，所以应做血常规检查、尿常规检查来检测肾脏的基本功能，做血细菌培养、尿细菌培养来诊断是否有细菌感染，做泌尿系 B 超来检测尿路的其他部位是否有病变。

90. ACFGI 患者血压较低，一般情况较差，吸氧同时用多巴胺以维持血压；肾周有积液，积极补液以扩容；肾盂积水，穿刺造瘘排水；同时为避免细菌感染应用抗生素预防。

91. F 患者因为肾结石造成肾盂积水，所以应该穿刺造瘘排水，防止积水过多导致肾脏发生不可逆转的损害。

92. ACEG 尿常规检查、尿细菌培养可明确感染控制情况，IVP、CT 三维重建可显示肾积水及输尿管扩张情况、结石梗阻部位。

93. ABCFH 患者右侧滤过率较低，所以主要通过尿量，比重，pH 来检测其他并发疾病及肾功能，同时进行尿路造影和放射性核素肾动态扫描来检测具体发病部位及肾功能状态。

94. E 患者多发结石，影响排尿功能，所以应进行取石术，经皮肾镜碎石取

石术创口小，适用于大多数肾结石及输尿管上段结石患者。

95. DFGHI 体外冲击波碎石：①适应证：适用于直径≤2cm 的肾结石及输尿管上段结石。输尿管中下段结石治疗的成功率比输尿管镜取石低。②禁忌证：结石远端尿路梗阻、妊娠、出血性疾病、严重心脑血管病、腹主动脉或肾动脉瘤、尚未控制的泌尿系感染等。③长期服用阿司匹林会降低冲击波的疗效。

96. C 背外侧行进能减少对腹腔的伤害，肾中盏行进能减少对肾的伤害且定位较准。

97. BGHI 结石治疗后主要通过药物来防止复发，如氯化铵、抗生素，同时应避免多次接触刺激因素，如钠盐、蛋白和奶制品。

98. B 精索静脉曲张是指精索内蔓状静脉丛的异常伸长、扩张和迂曲。精索静脉曲张可分为原发性和继发性，以原发性多见，左侧多见。原发性精索静脉曲张表现为病侧阴囊胀大，有坠胀、隐痛感，步行或站立过久则症状加重，平卧后症状可缓解或消失。诊断：立位检查，轻者局部体征不明显，严重者可见病侧较健侧阴囊明显松弛下垂，视诊和触诊时可见曲张的精索静脉似蚯蚓团状。可做 Valsalva 试验，患者用力屏气增加腹压，血液回流受阻，可显现曲张静脉。平卧后，曲张静脉随即缩小或消失。患者为青年男性，左侧阴囊坠胀感，久站或久坐后酸胀不适，为典型的精索静脉曲张症状，应先做阴囊检查确定诊断。

99. BCDEF 精索静脉曲张无症状或症状轻者，可仅用阴囊托带或穿紧身内裤治疗。轻度曲张患者如精液分析正常应定期随访，每1～2年进行一次精液常规分析及睾丸超声检查。症状较重，伴有精子异常者，以及青少年期精索静脉曲张伴有睾丸体积缩小者，应行手术治疗，手术治疗后部分患者可以改善精液质量，恢复生育能力。可采用开放手术（经腹股沟管精索静脉高位结扎术及经腹膜后精索静脉高位结扎术）、腹腔镜精索静脉高位结扎术或显微镜下精索静脉结扎手术、介入栓塞睾丸静脉治疗。原发性精索静脉曲张是由于精索静脉的静脉瓣发育不全，静脉丛壁的平滑肌或弹力纤维薄弱等原因所致，不需抗炎处理。

100. CD 精索静脉曲张手术并发症与手术部位毗邻的器官损伤有关。精索静脉和淋巴管被结扎，使其回流受阻，可造成睾丸鞘膜积液；若高位结扎不牢固，可导致静脉曲张复发；若围手术期和手术过程中或术后发生感染可导致附睾炎。血管损伤和睾丸萎缩也是精索静脉曲张患者术后的并发症，主要是术中误将睾丸动脉结扎，或者误将精索内动脉和静脉结扎造成的。输精管位置较手术部位远，损伤可能性较小，而腹股沟疝病因主要为先天性因素，手术并发症的可能性较小。

全真模拟试卷（二）答案解析

1. D 球海绵体反射的神经中枢位于骶髓的第 2、3、4 节段，即 S_{2-4}。

2. C 膀胱憩室系由于先天性膀胱壁肌层局限性薄弱而膨出，或继发于下尿路梗阻，膀胱壁自分离的逼尿肌之间突出而形成的。多见于男性，常为单发性。巨大憩室由于憩室壁肌纤维很少，排尿时巨大憩室内的尿液不能排出，从而出现两段排尿症状，此为本病的特征性表现。本病主要应与输尿管憩室、尿道憩室、重复膀胱等疾病鉴别。

3. E 肾细胞癌组织学亚型分类中预后最差的是髓样癌。

4. B 胱氨酸结石形成的危险因素是影响胱氨酸饱和度的胱氨酸含量、尿量和尿 pH。正常尿（pH 5～7）可以溶解 1.25mmol/L 的胱氨酸，只有纯合子胱氨酸尿症的患者尿中胱氨酸的浓度才达到过饱和而析出。目前还没有减少胱氨酸排泄量的有效方法，只有改变其化学结构（如用硫醇类药物），或减少半胱氨酸形成胱氨酸的量（如用大量维生素 C）来增加胱氨酸在尿中的溶解度。尿量是一切结石的重要危险因素，尿量少可以增加胱氨酸的饱和度，尿浓缩还可激发尿黏蛋白的促进结石形成的作用。因此大量饮水，增加尿量是有效的防石方法。

5. E 血尿是膀胱癌最常见的症状。约 85% 的患者表现为间歇性无痛全程肉眼血尿，可自行减轻或停止，易给患者造成"好转"或"治愈"的错觉而贻误治疗。有时可仅为镜下血尿。出血量与肿瘤大小、

数目及恶性程度并不一致。

6. A 尿道炎时尿道黏膜水肿，开始排尿时尿流挤压尿道黏膜引起疼痛。排尿终了时疼痛是膀胱炎的特点，膀胱结石常伴有尿线中断，尿痛并伴有耻骨上疼痛常为前列腺炎的表现，尿道炎时多无血尿。

7. A 老年男性患者，反复肉眼血尿半年，结合影像学表现，考虑肾盂肿瘤。

8. D 肾动脉造影用于疑难病例的诊断。肾癌在动脉期表现为多血管性占位病变，可见增粗、增多和紊乱的肿瘤血管，或由于动静脉瘘存在伴有肾静脉早期显影。肾囊肿无上述表现。

9. E 按膀胱肿瘤的治疗原则，生长在膀胱三角区的浸润性癌，应行膀胱全部切除及回肠膀胱术，术前行放射治疗可提高患者 5 年生存率。

10. E 与肾结石形成有关的各种代谢性因素包括尿 pH 异常、低枸橼酸尿症等。其中常见的代谢异常疾病有甲状旁腺功能亢进症、远端肾小管性酸中毒、痛风、长期卧床、结节病、皮质醇增多症或肾上腺功能不全、甲状腺功能亢进或低下、急性肾小管坏死恢复期、多发性骨髓瘤、小肠切除、Crohn 病、乳碱综合征等。肥胖患者容易患尿酸结石和草酸钙结石，可能与胰岛素抵抗、低尿 pH、尿酸增高和高尿钙有关。药物引起的肾结石占所有结石的 1% 左右。药物诱发结石形成的原因有两类。一类为能够诱发结石形成的药物，包括钙补充剂、维生素 D、维生素 C（每天超过 4g）、乙酰唑胺（利尿药）等，这些药物在代谢的过程中导致了其他成分结石

的形成。另一类为溶解度低的药物，在尿液浓缩时析出形成结石，药物本身就是结石的成分，包括磺胺类药物、氨苯蝶啶、茚地那韦（抗病毒药物）等。各种解剖异常导致的尿路梗阻是肾结石形成的重要原因。反复发作的泌尿系统感染、肾盂肾炎是导致感染性肾结石的常见原因。

11. B 肾盂、输尿管重复畸形是较罕见的泌尿系统畸形。可分为完全性和不完全性两种，前者是指重复的输尿管分别开口于膀胱或其他部位，后者是指重复的输尿管汇合后共同开口于膀胱，在合并感染和结石时才有临床症状。

12. C 气肿性肾盂肾炎是一种危重的肾脏感染性疾病，常因革兰阴性菌逆行感染而致。女性患者多见，尤其是体质虚弱的糖尿病患者及免疫功能低下者最易发病，多因急性膀胱炎没有得到及时有效治疗，化脓性炎症最终互相融合成大小不等的脓气腔。临床表现：高热、脓尿及腹部肿块，压痛明显。影像学表现：①脓肿前期：感染局限于肾实质各段肾小管内的阶段，CT表现为线样低密度呈辐射状排列，其形态酷似横切开的菠萝，称"菠萝征"，此为急性气肿性肾盂肾炎前期征象。②脓肿形成期：肾小管化脓、破溃最终融合成脓气腔，在CT上表现为肾实质内单发或多发大小不等的脓气腔，病情进一步恶化，脓肿可穿透肾包膜向肾周扩散，表现为肾周脂肪肿胀模糊，肾筋膜增厚，肾周脓肿形成。患者中老年女性，高热、左侧腰痛伴尿频、尿痛，是气肿性肾盂肾炎的典型症状。检查图像可见左肾肾组织内多发低密度腔室，肾包膜增厚，肾周组织模糊不清，这是气肿性肾盂肾炎的典型影像学表现，故可能诊断为气肿性肾盂肾炎。

13. B 前列腺炎是成年男性的常见病。前列腺液常规中白细胞的数量，在一定程度上可反映前列腺有无感染。分为4种类型，Ⅰ型：急性细菌性前列腺炎。起病急，可表现为突发的发热性疾病，伴（或不伴）下腹部、会阴区疼痛不适，伴有持续和明显的下尿路感染症状，尿液中白细胞数量升高，血液和（或）尿液中的细菌培养结果阳性。Ⅱ型：慢性细菌性前列腺炎，占慢性前列腺炎的5%~8%。有反复发作的下尿路感染症状，持续时间超过3个月，前列腺按摩液（EPS）/精液/前列腺按摩后尿液（VB3）中白细胞数量升高，细菌培养结果阳性。Ⅲ型：慢性前列腺炎/慢性骨盆疼痛综合征，是前列腺炎中最常见的类型，约占慢性前列腺炎的90%以上。主要表现为长期、反复的骨盆区域疼痛或不适，持续时间超过3个月，可伴有不同程度的排尿症状和性功能障碍，或伴有腰腹部疼痛不适，甚至伴有性功能障碍或焦虑、抑郁等精神症状，严重影响患者的生活质量。EPS/精液/VB3细菌培养结果阴性。根据EPS/精液/VB3常规显微镜检查结果，该型又可再分为ⅢA（炎症性CPPS）和ⅢB（非炎症性CPPS）两种亚型：ⅢA型患者的EPS/精液/VB3中白细胞数量升高；ⅢB型患者的EPS/精液/VB3中白细胞在正常范围内。ⅢA和ⅢB两种亚型各占50%左右。Ⅳ型：无症状性前列腺炎。无主观症状，仅在有关前列腺方面的检查（EPS、精液、前列腺B超、前列腺组织活检及前列腺切除标本的病理检查等）时发现炎症证据。

14. A 鞘膜翻转术为睾丸鞘膜积液临床常用手术方式，手术简便，效果好。对较大的积液切除大部分壁层鞘膜，将其边缘翻转缝合。可减少鞘膜分泌，吸收加快，此方式不适用于鞘膜明显增厚者。切除鞘膜较少，可在翻转缝合后睾丸后方的残腔中积液再发。

15. A 泌尿系梗阻引起的基本病理改变是梗阻以上的尿路扩张。梗阻初期输尿管管壁肌增厚，收缩力增加，尚能克服阻力；后期则失去代偿能力，输尿管壁变薄、肌萎缩和张力减退。泌尿系梗阻时，肾盂内压增高，压力经集合管传至肾小管、肾小球，如压力达到相当于肾小球滤过压时，肾小球即停止滤过，尿液形成亦停止。肾积水时肾盂扩张、肾盂壁变薄，肾乳头萎缩变平，肾实质萎缩、变薄，肾盂容积增大，最后全肾成为一个无功能的巨大水囊。急性完全性梗阻，如结扎输尿管，只引起轻度的肾盂扩张，但肾实质很快萎缩，肾积水不一定明显。但部分梗阻或间歇性梗阻引起的肾积水容量可超过 1000ml。

16. E 肾造瘘的术后并发症有出血，尿外渗，造瘘管堵塞，造瘘管脱出，感染，异物结石，但不会引起肾癌。

17. D 泌尿系结核病变侧输尿管完全闭塞，膀胱症状会出现缓解，临床上称为"肾自截"。

18. A 一侧肾结核无功能，对侧肾积水，治疗主要取决于积水侧肾功能，若肾功能良好，可切除患肾。

19. C 增强扫描显示左侧肾病变区强化减弱，肾皮髓质交界时间延长，交界缘模糊，呈现多个楔形缺损区（部分病灶呈类圆形，但是多平面重建总体还是楔形）。肾实质内可见一至数条条纹影，从髓质至皮质呈放射状分布。肾盂可轻度积水，肾周脂肪囊密度增高，肾周筋膜增厚。所以考虑为左侧急性肾盂肾炎。

20. B 导尿术常用于尿潴留，留尿做细菌培养，准确记录尿量，了解少尿或无尿原因，测定残余尿量、膀胱容量及膀胱测压。还可注入造影剂，膀胱冲洗，探测尿道有无狭窄及盆腔器官术前准备等。

21. B 目前膀胱镜检查仍然是诊断膀胱癌最可靠的方法。通过膀胱镜检查可以发现膀胱内是否有肿瘤，明确肿瘤的数目、大小、形态和部位，并且可以对肿瘤和可疑病变部位进行活检以明确病理诊断。

22. B 可同时进行，先处理膀胱肿物再进行前列腺电切术可避免膀胱肿物在前列腺处种植转移。

23. A 中老年患者出现无痛性肉眼血尿，应首先想到泌尿系尿路上皮肿瘤的可能，尤以膀胱癌多见。本病例为老年男性患者，出现无痛性肉眼血尿，CT 可见膀胱内软组织影，高度怀疑膀胱肿瘤。

24. E 原发性精索静脉曲张左侧明显多于右侧的原因包括：左侧精索静脉比右侧长 8～10cm；左侧精索静脉压大于右侧；左精索内静脉呈直角注入左肾静脉；左肾静脉通过腹主动脉和肠系膜上动脉之间；左精索内静脉下段位于乙状结肠后面等。这些解剖结构使左精索内静脉容易受压，并增加静脉回流阻力。继发性精索静脉曲张则多因为腹膜后肿瘤、肾肿瘤等压迫精索内静脉或下腔静脉，肾静脉癌栓使静脉回流受阻等。下尿路梗阻时不影响精索静脉回流，不会导致左侧精索静脉曲张的发生。

25. E 患者左肾结核无功能，右输尿管结石，直径 1.5cm，无法自行排出，伴右肾积水，为避免右肾功能进一步受损，需行手术治疗。所以应在抗结核治疗下进行取石治疗。

26. B 尿道憩室多数继发于远端尿道梗阻、成形尿道口径过宽或尿道周围缺少支持组织。盆腔超声和盆腔 MRI 可发现憩室内残留的尿液，尿道造影可出现龛影，阴道指诊可触及憩室。

二、多选题

27. ABCDE 人类睾丸和附睾的动脉供应有三个来源：睾丸动脉及其分支（精

索内动脉，精索外动脉）、输精管动脉和提睾肌动脉。

28. BCE 注射血管活性药物后阴茎海绵体动脉血管直径 > 0.7mm 或增大 75% 以上，PSV > 25cm/s，EDV < 5cm/s，RI 0.99 为正常。PSV < 25cm/s 提示动脉供血不足。EDV > 5cm/s 表明阴茎静脉闭合功能不全。正常人 RI 的平均值为 0.99，单纯性动脉供血不足 RI 稍低于正常值，RI < 0.8 为静脉阻断功能不全，动静脉异常的 RI 最低。

29. BCDE 肾结核明显的症状有膀胱刺激症，血尿，脓尿，造影显示有破坏，腰痛，但腰痛同许多腰部的疾病有相关性，不是易区分的症状，所以无帮助。确诊肾结核还可在尿中找抗酸杆菌。

30. ABC 排尿困难初期表现为排尿等待、排尿踌躇、排尿费力。随着进展，继而出现尿线变细、无力，射程短，甚至尿不成线、中断、滴沥，最终尿潴留。

31. AC 患者骨盆骨折，需要绝对卧床，小便不能自解，尿道口滴血，提示尿道断裂，应行尿道修补吻合术。尿道会师术简单易操作，是急诊患者的首选治疗方案。

32. DE 膀胱位于耻骨联合处，男性膀胱颈与前列腺相邻，后方为直肠、精囊及输精管壶腹。女性膀胱底部与子宫颈及阴道前壁相连，其间组织疏松，盆底肌肉及其筋膜受损时，膀胱与尿道可随子宫颈及阴道前壁一并脱出。对膀胱进行手术操作时，空虚态的膀胱属于腹膜外位器官，所以可不破坏腹膜。

33. ACE 肾脏损伤应观察血液流失情况，即血压和脉搏，以及是否引起腰部肿胀；尿液情况，即尿液的颜色及量；腰部肿块的大小是否发生改变，评估是否存在继续出血可能。

34. BCDE 穿行于会阴浅隙和会阴深隙的结构有阴道，尿道，会阴动静脉及神经，阴茎背动、静脉及神经，肛管在会阴浅隙至皮肤之间。

35. ACD 肾轮廓局部凹陷，常为瘢痕所致，瘢痕常来自于慢性肾盂肾炎，缺血性肾梗死，肾结核等疾病。

36. ABCD 根据患者 CT 可见左肾有一类圆形低密度病灶，同脂肪密度大小，所以考虑为左肾血管平滑肌脂肪瘤。

37. BCE 总胆固醇增高见于高脂血症、动脉粥样硬化、糖尿病、肾病综合征、甲状腺功能减退、胆总管梗阻、高血压（部分），以及摄入维生素 A、维生素 D、口服避孕药等。

38. ABCDE 高钙血症主要发生于甲状旁腺功能亢进症，如甲状旁腺增生或腺瘤形成。其次是骨转移性癌，特别是在接受雌激素治疗的骨转移性乳腺癌。转移至骨的肿瘤细胞可致骨质破坏，骨钙释放，使血清钙升高。病因包括：①白血病、多发性骨髓瘤等恶性肿瘤或恶性肿瘤骨转移；②原发性甲状旁腺功能亢进症；③噻嗪类利尿药；④肾衰竭；⑤甲状腺功能亢进症；⑥肢端肥大症；⑦长期的制动。

39. ABC 肾盂癌的组织分化分类：尿路上皮癌、鳞状细胞癌、腺癌等。其中 90% 的都是尿路上皮癌，鳞癌约占 7%，腺癌比较罕见。症状：①血尿是最常见的症状，为间歇性、无痛性全程血尿，可表现为肉眼血尿或镜下血尿，偶可见条状血块；②腰痛是第二常见症状，通常为钝痛，主要是因为肿瘤侵犯，引起上尿路梗阻继而造成肾盂积水所致，部分患者可因血块堵塞输尿管，引起肾绞痛；③膀胱刺激症状，少数患者可能会出现尿频、尿急、尿痛症状；④全身症状：病变晚期患者还可出现腰部或腹部包块、消瘦、体重下降、贫血、厌食、乏力、骨痛，以及呕吐、下肢水肿、高血压等肾功能不全表现。诊断：新鲜尿液标本或逆行插管收集患侧肾盂尿液可以发现癌细胞。膀胱镜检查：部分患者可能同时存在膀胱癌，通过此检查可明确病变情况。必要时还可在膀胱镜下进行输尿管逆行插管造影检查以明确情况。根治性肾、输尿管切除术：根治性肾、输尿管切除术是治疗肾盂癌的首选方法。适用于多发、体积较大、高级别或影像学怀疑浸润性生长的肿瘤。手术范围包括肾、输尿管全长及膀胱袖状切除，有时还会进行淋巴结清扫。可采用开放性、腹腔镜、机器人辅助腹腔镜的方式完成手术。

40. AD 急性膀胱炎致病菌以大肠埃希菌为最常见，其次是葡萄球菌，变形杆菌，克雷伯菌等。80% 急性膀胱炎病例的致病菌为大肠埃希菌。

41. ACD TURBT 术后根据患者的病情具体定何时进行化疗；中危患者术后即刻膀胱灌注化疗后需要进行维持膀胱灌注化疗，低危则不需要。

42. ACE 腹腔镜手术适应证：所有不可触及的睾丸；可疑间性的诊断；活检或腹腔内高位睾丸切除。禁忌证：急性感染，凝血异常，既往有腹部手术史，疑有腹膜粘连。

43. ABCD 对于马蹄肾的治疗：无症状及并发症者一般不必治疗；有尿路梗阻伴严重腰肋部疼痛等症状，影响工作和生活者，可考虑做输尿管松解，峡部切断分离，两肾及肾盂输尿管成形固定术；有合并症者则需要根据具体情况处理；如有膀胱输尿管反流则行膀胱输尿管再吻合术。

44. ABD 单纯阴茎损伤很少见，常合并有尿道损伤，阴茎勃起情况下受到直接暴力易造成白膜及海绵体破裂。对外生殖器的检查是最主要的诊断方法。治疗原则：①阴茎挫伤：一般可自行愈合，若血肿明显可抽吸或切开引流。②阴茎折断：早期手术，清除血肿，缝合白膜。③阴茎绞窄：原则上褪出（摘除）异物环又不发生附加损伤。④阴茎脱位：手术复位。⑤阴茎离断：再植或再造。⑥若有尿道损伤应行尿道修补，耻骨上膀胱造瘘。

45. ABC 尿浓缩稀释试验是一项用于检查远端肾小管和集合管是否正常的检查方法。正常尿生成过程中，远端肾小管对原尿有稀释功能，而集合管则有浓缩功能。主要决定于两个环节：一是髓袢的逆流倍增机制和直小血管的逆流扩散作用；二是远曲小管和集合管的效应器对 ADH（抗利尿激素）的反应能力。

46. ABC 膀胱尿道镜的镜鞘进入膀胱后，撤出闭孔器，测定残余尿、观察尿液性状、留取尿样培养等。根据观察镜的视角，通过镜子的进退、旋转等进行观察。首先找到膀胱三角区和其远侧的输尿管间襞，在输尿管间襞两侧旁 1 ~ 2cm 处分别寻找两侧输尿管开口。再将膀胱镜后退至近膀胱颈部，整体将膀胱观察一遍。

47. BCD 后腹腔镜手术与经腹途径比较，前者对腹腔脏器干扰小，减少内脏损伤的可能；易于鉴别肾动脉，以及处理肾背侧病变，不受或少受腹腔内既往有手术、创伤、感染等病史的影响；二氧化碳吸收量小，可减小细菌、尿液对腹腔内的影响，减少了胃肠反应及术后腹腔感染和粘连的机会；并发症少、恢复慢。

三、共用题干单选题

48. B 良性前列腺增生是引起男性老年人排尿障碍原因中最为常见的一种良性疾病，多在 50 岁以后出现症状，60 岁左右症状更加明显。最初出现尿频，后逐渐加重并出现排尿困难，严重时可出现尿潴留、双肾积水、肾功能损害等。结合题干信息，可初步诊断为前列腺增生。查体见耻骨上饱满、膀胱胀大，提示尿潴留。尿检见许多红细胞、白细胞，提示尿路感染。BUN 为 12.1mmol/L，Scr 为 279μmol/L，提示肾功能不全。

49. E 前列腺增生若合并尿路感染、残余尿量较多或有肾积水、肾功能不全时，宜先留置导尿管或膀胱造瘘引流尿液，并抗感染治疗，待上述情况明显改善后再择期手术。患者肾功能不全，可于导尿或膀胱造瘘后适当使用利尿剂，尿路感染可行抗感染治疗。

50. D 后尿道癌因肿瘤阻塞尿道引起尿道梗阻症状与尿道狭窄相似，表现为尿频、尿线细、射程短、排尿困难，严重时可引起尿潴留、充溢性尿失禁等；后期表现为会阴部实性或有波动感肿块，阴茎异常勃起，痛性阴茎勃起，阳痿，阴茎增大、硬化，阴茎、阴囊及会阴部水肿等；肿瘤侵及会阴部周围组织或器官，破溃后可形成尿道瘘或尿道周围脓肿；晚期可出现体重减轻、衰竭等恶病质表现。膀胱癌全膀胱切除术后尿道残端癌的主要临床表现为尿道滴血或血性分泌物，肛门指诊可触及尿道残端肿块。患者曾因急性尿潴留施行膀胱造瘘术，阴茎处出现病症，会阴部水肿且触及肿物，所以为后尿道癌。

51. B 患者诊断为后尿道的病变，所以可以使用尿道膀胱镜观察尿道上皮细胞组织，也可同时活检观察细胞形态进行确诊。

52. B T_3 为侵及阴茎海绵体或超出前列腺被膜，患者会阴部可触及肿物，考虑为 T_3；未发现转移至区域淋巴结，考虑为 N_0；无法确定有无远处转移，考虑为 M_X。

53. E 患者未发生远处转移，所以可施行根治性手术，但肿瘤侵犯较多组织需要切除的范围较大，所以用新辅助化疗缩小肿瘤体积后行肿瘤扩大根治性切除，

防止远处转移。

54. A 膀胱镜检查了解前列腺大小为有创检查，可被彩超替代。

55. A 尿流率检查时，尿量超过150ml，检测结果才准确，故需要再次复查尿流率。

56. D 尿流动力学可以明确尿道梗阻程度及膀胱逼尿肌的收缩力，其他检查均无此作用。

57. B 男性前尿道损伤最多见的是球部损伤，骑跨伤是其典型的致伤因素。当从高处落下骑跨在硬物上，尿道球部恰恰位于硬物与耻骨之间，引起该段尿道的损伤。患者会阴部骑跨在船沿上，之后出现排尿困难，所以推断为尿道损伤，根据解剖学位置可知为尿道球部损伤。

58. D 治疗尿道损伤的基本原则是引流尿液和尿道断端的重新衔接以恢复尿道的连续性。前尿道损伤症状较轻，尿道挫伤或轻度裂伤的患者，尿道的连续性存在，无排尿困难者，一般不需要特殊治疗。如果裂伤较重并有排尿困难或出血者，可留置导尿管，一旦导尿成功，则保留导尿管2~3周，如导尿失败应立即手术探查并行经会阴尿道修补术，术后留置导尿管2~3周。对于尿道完全断裂的患者应立即行经会阴尿道修补术，并同时彻底清除坏死组织、血肿。如病情严重不允许较大手术，可单纯行耻骨上膀胱造瘘术，3个月后再修补尿道。患者未出现尿外渗，只需要清除血肿以及缝合损伤部位即可。

59. B 患者能自行排尿说明不是愈合障碍，切口处肿痛、漏尿考虑为感染导致尿液从伤口感染部位漏出。

60. A 尿道狭窄是吻合术恢复尿道连续性后常见的并发症，若引起下尿路梗阻，则需要治疗。患者尿线变细，考虑为尿道狭窄致下尿路梗阻，所以应该行尿道扩

张术。

61. C 溶血反应绝大多数是因误输了 ABO 血型不合的血液引起，以后还是可以继续输同型血治疗。

62. A 患者输血后第 11 天无明显诱因出现体温升高至 38.6℃，血压 95/55mmHg，查体见皮肤、巩膜黄染，化验检查发现贫血和血红蛋白尿，属于延迟性溶血反应。延迟性溶血反应多发生在输血后 7~14 天，表现为原因不明的发热、贫血、黄疸和血红蛋白尿，一般症状并不严重。

63. B 溶血反应严重者可因循环免疫复合物在肾小球沉积，或因发生弥散性血管内凝血及低血压引起肾血流量减少而继发急性肾衰竭。

64. E 胸外电除颤所需电能为成人 200J，小儿 2J/kg。

65. E 单人复苏心脏按压 15 次进行人工呼吸 2 次即 30∶2，双人 30∶2。

66. C 心脏骤停是指心脏射血功能的突然终止，大动脉搏动与心音消失，重要器官（如脑）严重缺血、缺氧，导致生命终止。故而触及颈动脉搏动停止可判断心脏停搏。

四、案例分析题

67. F 患者尿频，尿检见红细胞、白细胞，提示泌尿道感染可能，可基本排除 ADGH；膀胱结石常有尿痛，可排除 E；触及双侧睾丸附睾正常，可排除 C；细菌性膀胱炎亚硝酸盐常为阳性，可排除 B。

68. ABDEG 最初是由脓尿刺激膀胱黏膜引起尿频，故 A、G 错误。结核菌素试验阳性提示有可能感染结核菌，也可能曾经接种过卡介苗，也可能是一些陈旧性的结核感染或者是潜伏性的结核感染，当然也有可能是一些活动型的结核感染。因此不能根据此结果决定开始抗结核治疗。结核菌素试验阳性提示结核可能，故 E

错误。

69. BCDFHJ 应该以清晨第一次尿液检查，阳性率最高，至少连续检查三次。

70. ADE 尿沉渣涂片若抗酸染色阳性，不应作为诊断泌尿系结核的唯一依据，抗酸染色阳性可能是结核杆菌、包皮垢杆菌、枯草杆菌、麻风杆菌等感染导致。

71. ABCDEH 直肠指诊可触及前列腺、精囊硬结；结核活动期血沉增快；可能于 X 线片上看到结核肺部改变；泌尿系结核多由于血源性传播诱发，而血源性播散结核常累及腰椎；静脉尿路造影（IVU）可以了解分侧肾功能、病变程度与范围，对肾结核治疗方案的选择必不可少；精囊超声或 CT 可见生殖道有无结核累及。FGJ 对中晚期泌尿系结核诊断有帮助，在双肾结核或一侧肾结核对侧肾积水，静脉尿路造影显影不良时，CT、MRI 有助于确定诊断。膀胱挛缩或急性膀胱炎时，不宜行膀胱镜检查。

72. ABCDEFGHIJ 以上所有检查都不能独立确诊为泌尿系结核，尤其是肾结核早期，常无明显症状及影像学改变，只是尿液检查有少量红细胞、白细胞及蛋白，呈酸性，尿中可能发现结核杆菌。泌尿系结核有赖于结合多种检查，金标准是找到结核杆菌或手术后病理。

73. B 右肾不显影，考虑为肾结核破坏严重，而对侧肾正常，应切除患肾。双侧肾结核一侧广泛破坏呈"无功能"状态，另一侧病变较轻，在抗结核药物治疗一段时间后，择期切除严重的一侧患肾。

74. BCDEF 肾切除术前抗结核治疗不应少于 2 周。

75. F 仅仅根据患者的症状、PSA 大小及直肠指检结果无法确诊前列腺增生、前列腺癌及前列腺结石，需要进一步完善其他检查。

76. D 老年患者体检发现 PSA 升高，40μg/L，直肠指诊前列腺未扪及硬结，首先考虑前列腺癌，确诊前列腺癌的检查为前列腺穿刺活检。

77. ABCDEF 老年患者，手术耐受性较差，术前应评估心肺功能，同时明确有无远处转移。

78. EG 前列腺癌患者 70 岁以后，伴随年龄增长、手术并发症及死亡率将增加，因此不选择根治性前列腺切除术。前列腺癌对放疗敏感，对于局限性、分化好的前列腺癌，根治性放射治疗的局部控制率和 10 年无病存活率与前列腺癌根治术相似。其次可选去势治疗，包括手术去势（切除睾丸）和药物去势。

79. D 腹腔镜根治性前列腺切除术疗效与开放性手术类似，具有损伤小、术野及解剖结构清晰，术中和术后并发症少的优点。

80. G 根治性前列腺切除术没有硬性的年龄界限，但 70 岁以后伴随年龄增长，手术并发症及死亡率显著增加，故对预期寿命>10 年者可选根治手术。

81. C 长期服用非那雄胺治疗 BPH 时，患者 PSA 平均减少 1/2。故提出对此类患者，最初 3 年 PSA 值乘 2，第 4 年乘 2.3 做校正。

82. EF 根治性前列腺切除术的适应证：手术适应证要综合考虑肿瘤的临床分期、预期寿命和健康状况。尽管手术没有硬性的年龄界限，但 70 岁以后伴随年龄增长，手术并发症及死亡率将显著增加。①临床分期：适用于临床分期 $T_1 \sim T_{2c}$ 的局限性前列腺癌患者。对于 T_3 期前列腺癌尚有争议，有主张给予新辅助治疗后行根治术，可降低切缘阳性率。②预期寿命：预期寿命>10 年者可选择根治术。③健康状况：前列腺癌患者多为高龄男性，手术并

发症的发生率与身体状况密切相关。因此，身体状况良好，没有严重心肺疾病的患者可选择根治术。

83. ABFG 根据患者症状及体征，考虑为泌尿系结石，常规检查包括血常规及尿常规，泌尿系 B 超和静脉尿路造影（IVU）可协助诊断。

84. CDE 肾绞痛急性发作首选阿托品和盐酸哌替啶同时肌注。目前临床上并非都这样处理，往往先用其他药物进行对症治疗，但疗效不佳；长时间剧痛不缓解使得患者非常痛苦，也会造成再用盐酸哌替啶疗效不明显，此时可以考虑静脉注射地西泮，这样患者会很快睡去，疼痛症状得以缓解，但不建议常规应用，需慎用。

85. AB 输尿管结石直径小于 0.6cm 可以首先采用排石治疗，多数结石都能自行排出。

86. ABDE 结石的预防包括多饮水，多运动，减少钙含量高的动物蛋白和牛奶制品的摄入，口服枸橼酸钾抑制结石形成。

87. CFGH 输尿管结石最多见的结石成分是草酸钙，预防结石复发应该限制富含草酸钙的食物。

88. AB 依据《中国泌尿外科疾病诊断治疗指南（前列腺癌）·2014》，对于局部晚期且内分泌治疗敏感的患者，可继续最大限度雄激素阻断治疗或采用间歇内分泌治疗模式。

89. ABCDEF IHT 适应证：局限前列腺癌，无法行根治性手术或放疗；局部晚期患者（$T_3 \sim T_4$ 期）；转移前列腺癌；根治术后病理切缘阳性；根治术或局部放疗后复发。对内分泌治疗敏感的，内分泌治疗一定时间后 PSA 降低能达到停药标准者。

90. AC 依据《中国泌尿外科疾病诊断治疗指南（前列腺癌）·2014》，药物去

势治疗的患者在前列腺特异性抗原（PSA）升高和（或）疾病进展时，必须复查睾酮明确去势状态；同时考虑停用氟他胺等抗雄药物，30%左右的患者会出现"缓退瘤撤退综合征"，出现 PSA 下降。

91. DEF 合成 LHRH 类似物作为内科性去势药物，可使 LH 及睾酮的水平降至去势水平，具有与睾丸切除术相类似的肿瘤抑制作用。与睾丸切除术相反，其对睾酮的抑制是可逆的。抗雄激素药物，目前使用的有以下 4 种口服制剂：醋酸环丙孕酮、氟他胺、尼鲁米特、比卡鲁胺。雌激素用于对抗前列腺上皮细胞过度增长，雌激素对下丘脑－垂体－性腺轴起到负反馈的作用，可以抑制腺垂体释放 LH 及睾酮的合成，从而消除睾酮对体内靶器官的刺激。在前列腺癌的治疗中，使用最广泛的雌激素为己烯雌酚，效果与睾丸切除术相差无几，但由于其严重的心血管系统并发症，目前已很少使用。

92. B 男性前尿道损伤多发生于尿道球部，这段尿道固定在会阴部。会阴部骑跨伤时，将尿道挤向耻骨联合下方，引起尿道球部损伤。该患者自二楼坠落骑跨于钢管上 1 小时，无法自行排尿，自尿道口滴血，并出现会阴部疼痛，压痛剧烈，可考虑为尿道球部损伤。

93. BE 骑跨伤患者可考虑行诊断性导尿，如导尿成功，要固定好并留置，也可行逆行尿道造影，评估尿道损伤情况。切忌行金属探条探尿道，易损伤尿道，而泌尿系统彩超及盆腔 CT 不作为首选的尿道损伤的初期评估方法。

94. ABCD 膀胱尿道镜检查是诊断尿道损伤最为直观的方法，能观察尿道损伤的部位、程度。尿道损伤需抗感染诊疗。尿道损伤应尝试导尿，若导尿失败或明确为尿道断裂，可暂行膀胱造瘘引流尿液。

前尿道损伤若导尿失败、有明显血肿或尿外渗者均应行急诊尿道修补或端端吻合术。

95. B 尿道下裂是比较多见的先天性畸形。由于生殖结节腹侧纵行的尿生殖沟自后向前闭合过程停止所致。它的畸形有四个特征：①尿道开口异常；②阴茎向腹侧屈曲畸形；③阴茎背侧包皮正常而阴茎腹侧包皮缺乏；④尿道海绵体发育不全，从阴茎系带部延伸到异常尿道开口，形成一条粗的纤维带。患儿出生时即发现尿道口位于阴茎腹侧，为典型的先天性畸形尿道下裂体征。

96. ABDEF 尿道下裂根据尿道开口异常可分为四种类型：①阴茎头型；②阴茎型；③阴囊型；④会阴型。后三种类型可影响到性功能和性行为，生活中需取坐位排尿，洗澡时回避别人看见畸形生殖器等而给患者心理上带来障碍。严重的类型如会阴型尿道下裂，外生殖器酷似女性的外生殖器。尿道下裂需做整形手术，手术方法多种多样，尿道开口位置不同，手术方法不同，最主要的是以恢复正常站立排尿和成年后能进行性生活，睾丸有生精功能者还可获得生育能力。尿道下裂的畸形特征为尿道开口异常，阴茎向腹侧屈曲畸形。尿道下裂的尿道口位于阴茎头下方至会阴正中线上任何部位。

97. ABCD 尿道下裂是比较多见的先天性畸形。由于生殖结节腹侧纵行的尿生殖沟自后向前闭合过程停止所致。它的畸形有四个特征：①尿道开口异常，尿道外口可位于阴茎腹侧面从会阴到阴茎头之间的任何位置；②阴茎向腹侧屈曲畸形；③阴茎背侧包皮正常而阴茎腹侧包皮缺乏，致使在阴茎的背侧形成"头巾"样包皮堆积；④尿道海绵体发育不全，从阴茎系带部延伸到异常尿道开口，形成一条粗的纤维带。系带缺如，阴茎缝和包皮不对称发育，阴茎缝可分裂成对称的两部分，形成"V"形皮肤缺损。尿道下裂为阴茎向腹侧屈曲畸形而形成阴茎下弯，而非阴茎上弯。尿道下裂中阴茎下弯程度与尿道开口位置不成正比。

98. C 尿道下裂根据尿道开口异常可分为四种类型：①阴茎头型；②阴茎型；③阴囊型；④会阴型。患者查体：尿道开口在阴茎体部，该患儿的病变按传统分型应该属于阴茎体型。尿道下裂的临床分型（Barcat 法）：（1）前型：①阴茎头型（尿道口位于阴茎头下方）；②冠状沟型（尿道口位于冠状沟水平）；③前阴茎型（尿道口位于阴茎体前 1/3）。（2）中间型：①阴茎体中间型（尿道口位于阴茎体中间 1/3）；②阴茎体后型（尿道口位于阴茎体后 1/3）。（3）后型：①阴茎阴囊型（尿道口位于阴茎阴囊交界处）；②阴囊型

（尿道口位于阴囊部位）；③会阴型（尿道口位于会阴部位）。

99. A 尿道下裂手术是最富有挑战性的泌尿外科手术之一。手术治疗的具体目标包括：①完全矫正阴茎下弯，成年后能进行正常的性生活；②修复缺失尿道，新建尿道弹性好，管径一致，今后腔内无毛发生长；③新建尿道口位于阴茎头正位，呈纵向裂隙状开口；④术后能站立排尿，尿线正常，阴茎外观满意，接近正常人。尿流改道是手术的基本步骤。

100. D 尿道下裂需做整形手术，手术宜在学龄前施行，可一期或分期完成。患儿阴茎下弯畸形，需行阴茎下弯矫正术，患儿尿道口位于腹侧，海绵体发育不全，包皮发育异常需行横行带蒂包皮内板皮尿道成形术，纠正包皮、海绵体结构发育异常，使尿道口位于阴茎头正位。

全真模拟试卷（三）答案解析

一、单选题

1. D 肾结核早期为结核结节，可彼此融合，中心干酪样坏死、液化并向肾盏、肾盂破溃形成空洞，还可扩大或发展为多个空洞和肾积脓，使整个肾脏破坏。肾结核病理的另一特点是高度的纤维化，使肾脏皮质缺血萎缩，称为梗阻性肾皮质萎缩。晚期肾结核可发生钙化，这是严重肾结核的标志，先呈斑点状出现于较大脓腔的边缘，而后累及全肾，形成贝壳样钙化。

2. C 肾癌与错构瘤的鉴别要点在于肾癌内没有脂肪组织而错构瘤内有脂肪组织。但少数情况下，肾细胞癌也会含有脂肪组织，造成误诊。另外，含脂肪组织少的错构瘤易被误诊为肾癌。对于此种情况需加做 CT 薄层平扫，必要时穿刺活检。

3. A 女性尿道癌的诊断主要依靠病史、临床症状、体检、膀胱尿道镜、影像学及肿瘤组织活检病理检查等。尿道外口恶性肿瘤可表现为息肉状、乳头状或菜花状肿块，表面可形成溃疡，触之易出血。经直肠指诊或阴道指诊及双合诊检查，可触及前尿道或后尿道肿块，触诊时尿道易出血；肿瘤过大时可发生性交困难。

4. B 精原细胞瘤占睾丸肿瘤的60%。发病年龄为30~50岁，儿童罕见。85%睾丸明显肿大，肿瘤界限清晰。10%~20%含有合体滋养层细胞，hCG 阳性。①典型精原细胞瘤占80%，侵袭力低，生长缓慢，预后较好；②间变型（未分化型）精原细胞瘤占10%，恶性度高，易转移，预后不良；③精母细胞性精原细胞瘤占10%，其特点是发病年龄较大，平均52~

58岁，与隐睾或其他生殖细胞肿瘤无关，9%为双侧病变，多表现为无痛性、长时间的睾丸肿胀，血清瘤标 AFP 和 hCG 均为阴性，罕有转移，预后最好。

5. D 原发性慢性肾上腺皮质功能减退症（Addison 病），因感染、创伤和手术等应激情况，或停服激素而诱发肾上腺皮质功能急性低减，导致肾上腺危象，可出现低血糖；高热、低体温；低钠血症、高钾血症及其他生化异常（包括氮质血症、高磷血症、低氯血症、高钙血症及低蛋白血症等），还可出现脱水、低血压、休克。

6. D 肾损伤的分级在肾损伤的诊断与治疗中意义重大，为了临床诊治的方便，有学者提出肾损伤只分轻度和重度。轻度损伤为肾挫伤、被膜下少量血肿、肾浅表裂伤。重度损伤为肾深层实质裂伤、裂伤深达髓质及集合系统、肾血管肾蒂损伤、肾破碎、肾周大量血肿。并认为轻度损伤占70%，肾破碎和肾蒂损伤占10%~15%。也有学者将肾损伤分为轻度、中度、重度。轻度为肾挫伤和小裂伤占70%，中度为较大裂伤约占20%，重度为破碎伤及肾蒂损伤约占10%。肾挫伤外伤仅局限于部分肾实质，形成肾瘀斑和（或）包膜下血肿，肾包膜及肾盏、肾盂黏膜完整。肾挫伤涉及肾集合系统时可出现镜下血尿或轻度肉眼血尿。肾外伤的处理与外伤程度直接相关。轻微肾挫伤一般症状轻微，经短期休息可以康复，大多数患者属于此类外伤。多数肾部分裂伤可行保守治疗或者介入栓塞治疗，仅少数需手术治疗。

7. D 血尿是肾癌最常见的症状，系肿瘤侵犯肾盂或肾盏黏膜引起，通常表现为间歇、无痛、全程性肉眼血尿。

8. C 前尿道损伤以尿道外暴力闭合性损伤最多见，主要原因是会阴部骑跨伤，多损伤前尿道的尿道球部。尿道口滴血及血尿为前尿道损伤最常见症状，75%以上的前尿道损伤有尿道外口滴血。

9. E 糖尿病 ED 的病因包括阴茎感觉神经受损，高胆固醇血症，动脉粥样硬化，一氧化氮（NO）合成和释放减少，阴茎背神经传导减慢，海绵体内 VIP 活性降低。

10. C 隐睾症是指睾丸下降异常，使睾丸不能降至阴囊而停留在腹膜后、腹股沟管或阴囊入口处。一岁内的睾丸有自行下降可能，若一岁以后睾丸仍未下降，可短期应用绒毛膜促性腺激素，每周肌注 2 次，每次 500U，总剂量为 5000 ~ 10000U。若 2 岁以前睾丸仍未下降，应采用睾丸固定术将其拉下，若睾丸萎缩，又不能被拉下并置入阴囊，而对侧睾丸正常，则可将未降睾丸切除。

11. A 膀胱肿瘤术后膀胱灌注免疫治疗：一些免疫调节药与化疗药物一样可以预防膀胱肿瘤的复发，包括卡介苗、干扰素、白细胞介素 - 2（IL - 2）、钥孔嘁血蓝素等。

12. C 膀胱癌的预后与肿瘤分级、分期、肿瘤大小、肿瘤复发时间和频率、肿瘤数目以及是否存在原位癌等因素密切相关，其中肿瘤的病理分级和分期是影响预后的最重要因素。分级和分期越高，远期生存率越低。细胞分化程度决定膀胱肿瘤预后。

13. C 膀胱原位癌的治疗方案是行彻底的 TURBT 术，术后行 BCG 膀胱灌注治疗。腺性膀胱炎、间质性膀胱炎、膀胱原位癌都可表现为反复的膀胱刺激症状。尿脱落细胞学检查，结果阳性者多。对于高

级别肿瘤和原位癌，尿细胞学具有高的特异性（通常超过 90%）和敏感度（>60%）。CT 扫描可分辨出肌层、膀胱周围的浸润，用于膀胱癌的分期诊断，而 B 超检查难以显示。

14. D 尿路结石是泌尿系统的常见疾病之一，我国尿路结石的患病率为 1% ~ 5%。肾结石约占尿路结石的 40%。尿路结石总体发病趋势是南方高于北方，东南沿海各省的发病率可高达 5% ~ 10%。多发于中年男性，男女比为（2 ~ 3）: 1。男性的高发年龄为 30 ~ 50 岁，女性高发年龄为 35 ~ 55 岁。肾结石的形成原因非常复杂。包括 4 个层面的因素：外界环境、个体因素、泌尿系统因素以及尿液的成石因素。个体因素与肾结石形成有关的各种代谢性因素包括尿 pH 异常、低枸橼酸尿症等。其中常见的代谢异常疾病有甲状旁腺功能亢进症、远端肾小管性酸中毒、痛风、长期卧床、结节病、皮质醇增多或肾上腺功能不全、甲状腺功能亢进或低下、急性肾小管坏死恢复期、多发性骨髓瘤、小肠切除、Crohn 病、乳碱综合征等。

15. D 尿路结石又称为尿石症，为最常见的泌尿外科疾病之一。尿路结石可分为上尿路结石和下尿路结石，前者指肾结石和输尿管结石，后者指膀胱结石和尿道结石。KUB：泌尿系结石的成分不同，含钙量也不同，故而 X 线检查的密度有很大差异。约 90% 的尿路结石为含钙结石，可由 X 线平片显示，称为阳性结石；少数结石如尿酸盐结石难以在平片上发现，称为阴性结石。静脉肾盂造影（IVP）：目的是发现阴性结石，了解肾排泄功能和肾积水及其程度，确定结石的位置。阴性结石表现为充盈缺损及与此有关的梗阻表现。逆行肾盂造影以前多在平片诊断困难，静脉尿路造影不成功时应用，现多由 CT 检查

替代。

16. A 在腹部平片中，95%以上的结石能显影。

17. C 肾脓肿：肾实质感染所致广泛的化脓性病变，或尿路梗阻后肾盂肾盏积水、感染而形成一个积聚脓液的囊腔称为肾脓肿。多在上尿路结石、肾结核、肾盂肾炎、肾积水、手术史等的基础上，并发化脓性感染而形成。主要表现为全身感染症状，如畏寒、高热，腰部疼痛并有肿块。CT表现：在早期炎症期，脓肿尚未局限化，表现为肾实质内略低密度肿块，增强检查可有轻度不规则强化；在脓肿成熟期，表现为类圆形均一低密度灶，边缘清晰或模糊，周边有厚度不一的略高密度环围绕，增强检查呈明显环状强化，代表脓肿壁，而中心低密度区无强化，为脓腔，部分脓腔内还可见低密度气体影。肾脓肿感染蔓延至肾周间隙时可见肾周脂肪密度增高。当合并有肾周和肾旁脓肿时，表现肾周和肾旁脂肪间隙消失，代之以混杂密度肿块，内可有小气泡影，增强检查呈规则或不规则单发或多发环状强化。患者青年女性，有腰部疼痛伴高热，为肾脓肿典型表现，CT图像显示肾实质内略低密度肿块，边缘清晰，周边有厚度不一脓肿壁，增强检查呈明显环状强化，而中心脓腔低密度区无强化，这是肾脓肿的典型CT表现，故最可能诊断为右肾脓肿。

18. B 肾实质感染所致广泛的化脓性病变，或尿路梗阻后肾盂肾盏积水、感染而形成一个积聚脓液的囊腔称为肾积脓。CT有助于诊断。排泄性尿路造影或放射性核素肾图提示病侧肾功能减退或丧失。治疗应注意加强营养，抗感染，纠正水、电解质紊乱，并施行脓肾造瘘术。

19. D 急性肾盂肾炎是女性的常见病。孕妇患急性肾盂肾炎使用氨基糖苷类、喹诺酮类、磺胺类均会导致胎儿畸形，青霉素类和头孢类不会导致胎儿畸形。应用抗菌药物前，应做尿液沉渣涂片染色、尿细菌培养和抗生素敏感试验。在细菌培养结果尚未得到前，可选用广谱抗生素治疗。首选青霉素类，若过敏可选用头孢类抗菌药物。

20. C 怀疑膀胱损伤时，应马上给予导尿，如尿液清亮，可初步排除膀胱损伤。膀胱损伤时，导尿管可顺利插入膀胱（尿道损伤常不易插入），仅流少量血尿或无尿流出，应行注水试验：经导尿管向膀胱内注入200~300ml生理盐水，稍待片刻后抽出，如出入量相差很大，提示膀胱破裂。该方法尽管简便，但准确性差，易受干扰。

21. A B超是泌尿系统最常用的辅助检查。

22. A 尿液标本的采集有三种方式：①分段收集尿液，一般采用中段尿；②导尿，常用于女性患者；③耻骨上膀胱穿刺，最适用于新生儿和截瘫患者，用此法留取的尿液标本最为可靠。尿培养常采用清洁中段尿或耻骨上膀胱穿刺标本。尿液标本采集后应在2小时内处理，避免污染。

23. D 输尿管梗阻的病因：①输尿管内病变：最常见的为结石。②输尿管壁病变：包括输尿管狭窄、输尿管囊肿、输尿管瓣膜、输尿管肿瘤、炎症、子宫内膜异位症。③输尿管外压迫：包括下腔静脉后输尿管、妊娠、腹主动脉瘤、盆腔脂肪增多症、腹膜后纤维化。其中，最常见病因为结石。

24. C 膀胱挛缩的手术治疗：肾结核并发膀胱挛缩，在患肾切除及抗结核治疗3~6个月，待膀胱结核完全愈合后，对侧肾正常、无结核性尿道狭窄的患者，可行膀胱扩大术。膀胱挛缩的男性患者往往有前列腺、精囊结核引起后尿道狭窄，不宜行膀胱扩大术，尤其并发对侧输尿管扩张、肾积水明显者，为了改善和保护积水肾仅有的功能，应施行输尿管皮肤造口，回肠膀胱或肾造瘘等尿流改道术。

25. E 该患者3个月来左侧阴囊内可触及一包块，逐渐肿大，无痛，无发热，1个月前包块破溃流脓，抗感染治疗后无明显好转，考虑诊断为附睾结核。附睾结核临床表现以局部症状为主，附睾上出现缓慢增大的硬结，破溃后流出液体，形成瘘管，病程久的患者可出现盗汗、低热、消瘦和无力等全身症状。

二、多选题

26. BC 膀胱结石的治疗应遵循两个原则，一是取出结石，二是去除结石形成的病因。膀胱结石如果来源于肾、输尿管结石，则同时处理；来源于下尿路梗阻或异物时，在清除结石的同时必须去除这些病因。有的病因则需另行处理或取石后继续处理，如感染、代谢紊乱和营养失调等。绝大多数的膀胱结石需要外科治疗，方法包括体外冲击波碎石术、腔镜手术和开放性手术。

27. ABCD 慢性肾衰竭的发病机制，目前认为与肾小球高滤过、肾单位高代谢、肾组织上皮细胞表型转化作用以及一些细胞因子（如$TGF-\beta$、白细胞介素-1、单核细胞趋化蛋白-1、血管紧张素Ⅱ、内皮素-1）等多种因素相关。多种因素的作用下肾小球硬化不断发展，肾小管萎缩，肾间质纤维化，最终出现尿毒症症状。

28. ABC 肾损伤迟发性出血在创伤后数周内都有可能发生，但通常不超过3周，出血严重者可出现失血性休克；创伤后肾脓肿极少发生，一般继发于感染，急性表现在伤后5~7天，主要表现为腰痛、高热，严重者可导致感染性休克。

29. ADE 男性生殖系统包括内生殖器和外生殖器两个部分。内生殖器由生殖腺（睾丸）、输精管道（附睾、输精管、射精管和尿道）和附属腺（精囊、前列腺、尿道球腺）组成。外生殖器包括阴囊和阴茎。

30. AC 泌尿系统外伤的主要临床表现为出血和尿外渗。出血可以引起血肿、血尿甚至休克，尿外渗可继发感染，严重时导致脓毒症、周围脓肿、尿瘘或尿道狭窄。尽早确定诊断，正确及时的早期处理对泌尿系统外伤的预后极为重要。

31. ABE 肾皮质多发性脓肿：治疗应注意加强营养，抗感染，纠正水、电解质紊乱，并施行脓肾造瘘术，如患肾功能已丧失，而对侧肾功能正常，可做肾切除术。肾积脓，若脓肾体积过大与肾周围粘连较紧估计肾切除有困难者，可先行肾造瘘引流，以后再施行肾切除术。肾周围炎，若肾痈形成或并发肾周围脓肿，需施行切开引流术。

32. CDE 患者24小时无尿，说明尿液堆积在体内无法排出，应该立即进行双肾穿刺造瘘排出肾积水，以及膀胱镜下置双侧输尿管"J"型导管引流尿液，操作会形成创口，所以要进行抗感染治疗。

33. BD 肾损伤的并发症包括：尿囊肿、高血压、肾周脓肿、肾积水。其中尿囊肿、肾周脓肿为近期并发症，高血压、肾积水为远期并发症。对侧肾萎缩不是肾损伤的并发症。

34. AE 肱骨或锁骨骨折肩关节轻微外展即感疼痛，但仍可外展。

35. BC 膀胱结核和间质性膀胱炎患者，由于膀胱肌层广泛纤维化，发生膀胱挛缩，膀胱容量显著降低，引起严重尿频，有时每次排尿量仅10ml。

36. BCD 女性泌尿生殖道瘘最常见的原因是医源性损伤，最常见的部位是膀胱，其次是输尿管，尿道相对少见。在发达国家中，60%～80%发生在经腹子宫切除术后，在我国20世纪80年代前主要是分娩损伤所致，其次为盆腔手术损伤、结核、结石、子宫托嵌顿、药物腐蚀、放疗及癌肿侵犯等。

37. ABCE 肾皮质感染早期，通常是使用药物治疗抗感染，若疾病较严重则采取肾切除治疗。

38. ABCDE 多囊肾是一种先天性遗传性疾病，发病机制不明，认为可能与肾小管梗阻，或肾单位不同部位的局部扩张有关。多囊肾可分为婴儿型和成人型。成人型多囊肾属常染色体显性遗传，大多至40岁左右才出现症状，其主要临床表现为疼痛、腹部肿块与肾功能损害。若伴发结石或尿路感染者，可出现血尿、脓尿、发热、肾区疼痛等相应症状。约1/3的患者有肝囊肿，但无肝功能变化。并发症包括尿毒症、高血压、心肌梗死和颅内出血。体检可在两侧肾区扪及巨大囊性患肾，结合超声和CT可确诊。

39. AE 间质性膀胱炎多发生于30～50岁的中年女性，男性较少见。症状可分为膀胱刺激症状和疼痛症状，主要表现为严重的尿频、尿急、尿痛等膀胱刺激症状和耻骨上区疼痛，也可有尿道疼痛、会阴和阴道疼痛，60%的患者有性交痛等。严重的、原因不明的间质性膀胱炎与膀胱癌无必然联系。诊断必要条件：① 膀胱区或下腹部、耻骨上区疼痛伴尿频；② 麻醉状态下膀胱注水扩张后可见弥漫性黏膜下点状出血或Hunner溃疡。全麻或连硬麻下膀胱注水至80～100cmH$_2$O，保持1～2min，2次后行膀胱镜检，应发现弥漫性黏膜下点状出血，范围超过3个象限，每个象限超过10个，且不在膀胱镜经过的部位。

40. ABCE 一侧睾丸扭转后对对侧睾丸损害的机制包括：睾丸复位后缺血再灌注损伤，睾丸间交感神经-血管反射，免疫因素，一侧睾丸扭转时间较长。

41. ADE 多囊肾是一种常见的遗传性肾脏病，主要表现为双侧肾脏出现多个大小不一的囊肿，囊肿进行性增大，最终破坏肾脏结构和功能，导致终末期肾功能衰竭，同时殃及多个系统，发病年龄较晚。高血压是成人型多囊肾患者最常见的早期表现之一。

42. CE 缝合技术的用具有针持、缝针和缝线。现在应用的持针咬合面与开放手术所用的针持相似，且两叶变长，夹针更牢固。缝合针以前是直的，便于自套管内置入；现改为前端稍弯、针体直、似滑雪板的缝针，放入和使用均方便。所以缝线一般固定在尾部，为尼龙线，不易滑脱，有一定弹性，质地结实，耐受牵拉，打结、剪线方便。

43. ACD 气胸是指气体进入胸膜腔，造成积气状态，称为气胸。纵隔气肿是指因各种原因空气进入纵隔胸膜内结缔组织间隙之间。二者积气逐渐增大，压迫正常肺组织，影响通气和换气功能，表现为呼吸困难、呼吸衰竭等一系列临床症状，气道阻力增加，潮气量减少，血氧饱和度、氧分压下降，二氧化碳分压升高。

三、共用题干单选题

44. B 隐睾指的是一侧或双侧睾丸停在下降路径中的任何一个部位，如后腹膜、腹股沟管或阴囊内高位某处而未能完全进入阴囊，也可称为睾丸未降。临床表现可因单侧或双侧发病而异，一侧隐睾表现为单侧阴囊空虚、扁平，两侧不对称。该患者出生至今右侧阴囊空虚，可诊断为右侧隐睾。

45. D 隐睾大多是发生在新生儿时期，睾丸会随着时间慢慢下降到阴囊，青少年隐睾的发生率为3%。

46. E 隐睾的并发症有：①不育：隐睾温度较正常高，导致睾丸功能受损。②疝：多有鞘状突未闭而发生腹股沟斜疝。③睾丸外伤：睾丸位置表浅，容易受损。④睾丸扭转：未降睾丸扭转发生率明显升高。⑤恶变：发育不良和受损的睾丸更易恶变。睾丸处的障碍并未涉及智力发育方面的因素，二者无关联。

47. A 隐睾手术时机：现已公认，2岁左右手术为宜，也可提早，但不可过晚，以最大限度地减少成年后发生不育和睾丸癌的机会。手术指征：①小儿双侧隐睾经内分泌治疗无效者；②小儿单侧隐睾者；③成人隐睾睾丸萎缩者，需行睾丸切除以防止睾丸恶变；④合并腹股沟疝需行疝修补术者；⑤合并隐睾外伤或睾丸扭转者。

48. A 肾脏外伤的最常见原因是钝器伤，如交通事故伤、跌落伤、运动性外伤。枪弹和刺伤可引起贯通性肾脏外伤。肾外伤的临床表现多样，轻微的外伤仅引起显微镜下血尿；严重的外伤可引起肉眼血尿；若肾外伤严重可致严重出血，尿液漏入肾周组织；若肾蒂血管损伤，则可引起大出血、休克和死亡。肾损伤典型的临床表现为休克，收缩压 < 90mmHg，占 10% ~ 50%，平均22%。该患者左腰部被刺后伤口持续溢出淡红色液体，血压 90/70mmHg，脉搏 120 次/分，故可考虑为肾损伤。

49. B 伤口持续溢出淡红色液体，考虑为肾脏出血，为明确诊断，需进行排泄性尿路造影。

50. A 严重的血流动力学不稳定，危及伤者生命时，为绝对手术探查指征。

51. E 老年男性患者，尿线细，尿不尽感，逐渐加重 10 年余，首先考虑前列腺增生，长期梗阻引起慢性尿潴留，逼尿肌长期过度收缩引起逼尿肌无力、逼尿肌 -

外括约肌协同失调。

52. E 前列腺增生患者首先应进行泌尿系彩超和残余尿检查明确前列腺大小，尿流率检测可明确梗阻程度，前列腺增生需要与前列腺癌相鉴别，需行直肠指诊及 PSA 检测进一步明确。

53. D 前列腺增生行前列腺切除术前需完善尿流动力学检查评估膀胱收缩力。

54. B 患者行前列腺切除术后半年仍出现排尿迟缓，无力，提示梗阻解除后膀胱收缩无力。

55. D 患者行肾上腺皮质腺瘤切除术后需进行糖皮质激素的替代治疗，如果出现服用药物不规则、自行停药或忘记服药或在应激情况下未充分加大皮质激素用量等情况，都会诱发致命的肾上腺危象。肾上腺危象是因糖皮质激素不足引起的肾上腺皮质功能不全的一组临床综合征，主要表现有厌食、腹胀、腹泻、恶心、呕吐、精神不振、疲乏嗜睡、肌肉僵硬、心动过速、血压下降和体温上升，处理不及时可危及患者生命。该患者突然出现心悸，气促，大汗淋漓，血压 90/60mmHg，考虑为肾上腺危象。

56. A 切除分泌皮质醇的肿瘤后，必须给予补充糖皮质激素治疗，避免肾上腺危象的发生。

57. C 糖皮质激素补充或替代治疗的指征包括：①分泌皮质醇的肿瘤切除术后；②库欣病、非 ACTH 依赖性双侧肾上腺大结节样增生、原发性色素结节性肾上腺皮质病和异位 ACTH 综合征行双侧肾上腺全切或一侧肾上腺全切、对侧次全切者；③肾上腺偶发瘤切除术后肾上腺皮质功能低下者。

58. B 皮质醇增多症又称库欣综合征，是多种病因引起肾上腺皮质长期分泌过量皮质醇所产生的一组综合征。三大代谢异常是皮质醇增多症最常见的临床表现。满月脸、水牛背、球形腹和体重增加是脂肪代谢异常、脂肪重新分布的结果；四肢肌肉萎缩、皮肤菲薄、皮肤紫纹，则是蛋白分解代谢的结果；糖耐量减低、糖尿病是糖代谢异常的表现。患者满月脸，水牛背，皮肤可见紫纹，所以考虑为库欣综合征，行左侧肾上腺腺瘤切除术。切除术前及切除分泌皮质醇的肿瘤后，必须给予补充糖皮质激素治疗，避免肾上腺危象的发生。

59. C 全身麻醉的麻醉范围广，一般适用于大型手术，所以行左侧肾上腺腺瘤切除术用全身麻醉。

60. E 肾上腺肿瘤的切除，肿瘤较小，可以进行微创手术，避免造成大的创口，产生感染。

61. B 原发性醛固酮增多症，高血压是主要和最先出现的症状，早期通常是轻度增高，随着病情发展，血压可逐渐升高，一般为中等或稍严重水平，恶性高血压少见，病程长时舒张压升高更明显，血压一般在（150～240）/（90～145）mmHg。头痛、疲劳、视物模糊是高血压常见临床症状，在高血压患者中常出现。低血钾或不能解释的尿钾排出增多时，应考虑原发性醛固酮增多症可能。

62. D 患者肾上腺占位，同时检测24小时尿VMA升高，有嗜铬细胞瘤可能，患者表现为高血压伴头晕、头痛，有昏厥史，是嗜铬细胞瘤的典型症状，故应考虑嗜铬细胞瘤诊断。嗜铬细胞瘤儿茶酚胺类物质分泌增多。

63. C 由于肾上腺嗜铬细胞瘤患者血液中的儿茶酚胺增高导致周围血管长期处于收缩状态，血容量相对较低，切除肿瘤后儿茶酚胺含量减少，血管舒张，导致血压急剧下降，术中、术后出现难以纠正的

低血容量休克，甚至危及生命。术前准备：①扩舒周围血管，控制血压在正常范围，应用α肾上腺素能受体阻滞剂；②扩充血容量：如输血、补液。

四、案例分析题

64. ABCDE 患者腰部受伤，有肉眼血尿，所以应先做一系列的常规检查，查明是否有其他异常。患者被打伤，精神紧张，所以做床边的B超检查即可，避免刺激或移动患者引起进一步的损伤。

65. C 患者腰部受伤，出现肉眼血尿，考虑为左肾裂伤。

66. CDEFGHI 患者左肾裂伤，生命体征平稳，暂无手术指征，所以应该卧床避免加重出血，使用抗生素预防感染。患者失血较多，血红蛋白降低，所以要吸氧和输血保证其他器官的功能，同时密切关注病情变化，评估患者能否自行愈合。

67. BD 绝对卧床指卧床休息，四肢最好不要活动，头部可以活动，一般指饮食及二便也在床上，不能起身2～4周。

68. B 患者血尿无缓解，脉搏加快，血压降低，腰围增加，所以为持续大出血，应该进行超选择性左肾动脉栓塞术来治疗出血。

69. BD 超选择性肾动脉栓塞术后，同侧下肢制动12小时，48小时后才可离床活动。

70. ABCDF 超选择性肾动脉栓塞术常见并发症有恶心、呕吐、肾血管性高血压、局部胀痛、低热。患者做的是栓塞手术，非切除手术，因此不会有肾动静脉瘘。

71. C 患者排出大量肉眼血尿，血压下降至90/50mmHg，Hb降至70g/L，说明栓塞效果不好，所以应该再次进行栓塞手术。

72. BDEIK 静脉肾盂造影（IVP）能显示尿路形态是否规则，有无扩张、推移、

压迫和充盈缺损等；同时可了解分侧肾功能。血肾功能检查能反映肾脏浓缩、排泄功能，能大致反映双侧肾脏的总肾功能受损情况。钙磷代谢与结石形成相关。甲状旁腺功能亢进者血、尿钙增加，促进结石形成。患者病程长、反复血尿，尿检见白细胞，提示肾结石反复诱发尿路感染，完善尿培养＋药敏试验能指导抗菌药物使用。

73. AF 肾盂较大的铸型结石也可以进行体外冲击波碎石治疗，但是容易出现"石街"现象。故对该患者的治疗最为合理的是经肾盂切开取石术、经皮肾镜碎石、取石术。

74. ABCD 结石可能造成肾实质萎缩和纤维化，使黏膜损伤、溃疡，导致出血，诱发急慢性感染，严重者可形成脓肾，感染可向肾周、后腹膜腔隙、腰大肌扩散。结石梗阻输尿管、梗阻严重、病程长，才会引发严重肾积水。结石突发梗阻才会引起急性肾绞痛。肾乳头多发小结石不会影响肾排泄功能。双侧输尿管完全性梗阻或孤立肾输尿管完全性梗阻，才会严重影响肾功能。

75. ADEFGJ 体外冲击波碎石术的禁忌证有：妊娠妇女、未纠正的出血性疾病、未控制的尿路感染、结石远端存在尿路梗阻、高危患者如心衰和严重心律失常、严重肥胖或骨骼畸形、腹主动脉瘤或肾动脉瘤、泌尿系活动性结核等。长期服用阿司匹林易出血，不宜行此治疗。

76. CDH 此时应根据尿培养及药敏试验结果，选择敏感的抗生素进行抗感染治疗。体外冲击波碎石治疗后形成"石街"，如果肾盂积水不重，也无急性感染则可对"石街"远端的结石再次行体外冲击波碎石治疗，或行输尿管镜取石术治疗。

77. DEF 磷酸盐结石可呈浅灰色、深灰色或灰白色，常为鹿角形，松散易碎，为感染性结石。

78. ABEF 根据结石成分，考虑为感染性结石，应低钙低磷饮食；大量饮水，每日2000～3000ml；可口服氢氧化铝或碳酸铝凝胶；根据药敏试验使用抗菌药物；酸化尿液，可用氯化铵或蛋氨酸；严重感染者可用药酶抑制剂。

79. ABCDFG 患者出现肾绞痛，首先予以解痉止痛，可采用药物或手术治疗，妊娠是体外振波碎石治疗禁忌证。

80. F 该患者目前临床诊断左侧输尿管结石，但是泌尿系B超检查未发现结石的直接证据，为进一步明确诊断，可行MRU检查，对胎儿无辐射。

81. ABCDE 患者次日左肾绞痛再次发作，疼痛症状较前严重，伴发热，体温38.5℃，考虑结石合并感染，应完善血尿培养，明确感染细菌，同时完善常规术前检查，为手术做准备。患者妊娠26周，禁止行腹部X线平片检查。

82. BE 对处于妊娠中期的输尿管结石并反复发作急性肾绞痛的患者，采用DJ管置入的方法非常有效，尤其是对于已伴有上尿路感染的患者，是最优的选择（解除梗阻和引流尿液）。静脉应用氨基糖苷类和喹诺酮类抗生素均对胎儿有不良影响，临床不建议应用。

83. ABCDFG 无药物过敏史的患者，为避免出现过敏反应，对青霉素类、头孢类及碳青霉烯类，使用前均需进行皮试。

84. C 拔除导尿管后再次出现感染是由于患者排尿时膀胱压力升高，尿液经DJ管反流至肾盂引起，此时只需再行留置导尿管，持续开放导尿即可。

85. E 该患者曾反复查泌尿系B超均未见输尿管结石，提示结石较小；且B超提示上段输尿管扩张，说明结石的位置在中段或是下段，该位置的结石多半可在拔除 DJ 管时将结石带出，随后需临床观察患者有无腰痛和发热症状，并行泌尿系 B 超复查及随访。如肾盂积水消退，即可认为结石已经排出，不必进一步处理。

86. F 超声检查无创伤，价格便宜，可作为肾癌的常规筛查，典型的肾癌常表现为不均质的中低回声实性肿块。尿路平片可见肾外形增大，偶见肿瘤散在钙化。CT 检查对肾癌的确诊率高，可发现 0.5cm 以上的病变，同时显示肿瘤部位、大小、有无累及邻近器官等，是目前诊断肾癌最可靠的影像学方法。CT 增强血管造影及三维重建可以见到增粗、增多和紊乱的肿瘤血管，可替代传统的肾动脉造影。MRI 对肾癌诊断的准确性与 CT 相仿。

87. CD 患者装有心脏起搏器，所以无法进行腹部 MRI 检查，应该采取活检的方法明确肿瘤性质，同时应该密切随诊，积极监测肾脏肿物。

88. CD 保留肾单位手术的适应证：T_1 期肾癌、肾癌发生于解剖性或功能性的孤立肾，根治性肾切除术将会导致肾功能不全或尿毒症的患者。保留肾单位手术的范围：完整切除肿瘤及肿瘤周围的肾周脂肪组织。近 10 年来，肾癌手术已由开放性手术向微创（腹腔镜，机器人辅助腹腔镜）手术转变。除手术治疗外，肾癌也可选择射频消融、冷冻消融、高能聚焦超声、肾动脉栓塞等治疗。

89. BCDGH 保留肾单位手术的范围：完整切除肿瘤及肿瘤周围的肾周脂肪组织。近 10 年来，肾癌手术已由开放性手术向微创（腹腔镜，机器人辅助腹腔镜）手术转变。除手术治疗外，肾癌也可选择射频消融、冷冻消融、高能聚焦超声、肾动脉栓塞等治疗。目前已有用于肾癌的靶向治疗药物，包括舒尼替尼等酪氨酸激酶抑制剂（TKI）和替西罗莫司等 mTOR 抑制剂两大类，可显著提高晚期患者的客观反应率及总体生存期。

90. ABCDG 上尿路结石的实验室检查：①血液分析：应检测血钙、尿酸、肌酐。②尿液分析：常能见到肉眼或镜下血尿；伴感染时有脓尿，感染性尿路结石患者应行尿液细菌及真菌培养；尿液分析还可测定尿液 pH、钙、磷、尿酸、草酸等；可发现晶体尿及行尿胱氨酸检查等。甲状旁腺会影响血钙、血磷，影响结石形成。静脉肾盂造影可以评价结石所致的肾结构和功能改变，有无引起结石的尿路异常如先天性畸形等。若有充盈缺损，则提示有 X 线阴性结石或合并息肉、肾盂癌等可能。泌尿系 CT 及三维重建有助于鉴别不透光的结石、肿瘤、血凝块等，以及了解有无肾畸形。

91. DE 草酸钙结石质硬，不易碎，粗糙，不规则，呈桑葚样，棕褐色，尿路平片易显影。磷酸钙、磷酸镁铵结石与尿路感染和梗阻有关，易碎，表面粗糙，不规则，常呈鹿角形，灰白色、黄色或棕色，尿路平片可见分层现象。尿酸结石与尿酸代谢异常有关，其质硬，光滑，多呈颗粒状，黄色或红棕色，纯尿酸结石不被尿路平片所显影。胱氨酸结石是罕见的家族性遗传性疾病所致，质硬，光滑，呈蜡样，淡黄至黄棕色，X 线平片亦不显影。患者泌尿系平片不显影，边缘较规则，胱氨酸结石和尿酸结石可能性大。

92. A 经皮肾镜碎石取石术在超声或 X 线定位下，经腰背部细针穿刺直达肾盏或肾盂，扩张并建立皮肤至肾内的通道，在肾镜下取石或碎石。较小的结石通过肾镜用抓石钳取出，较大的结石将结石粉碎后用水冲出。碎石选用超声、激光或气压弹道等方法。取石后放置 DJ 管和肾造瘘管较为安全。适用于所有需手术干预的肾结石，包括完全性和不完全性鹿角结石、≥2cm 的肾结石、有症状的肾盏或憩室内结石、体外冲击波难以粉碎及治疗失败的结石。患者为左肾盂不完全铸形结石，且无明显的肾盂积水，结石较大，且不规则，是经皮肾镜碎石取石术的适应证。

93. E 影响体外冲击波碎石治疗效果的因素：碎石效率除了与碎石机的效率有关，还与结石的大小、数目、位置和硬度有关。①结石的大小：结石越大，需要再次治疗的可能性就越大。②结石的位置：肾盂结石容易粉碎，肾中盏和肾上盏结石的疗效较肾下盏结石好。③结石的成分：磷酸铵镁和二水草酸钙结石容易粉碎，尿酸结石可配合溶石疗法进行体外冲击波碎石，一水草酸钙和胱氨酸结石较难粉碎。④解剖异常：马蹄肾、异位肾和移植肾等异常解剖情况会影响结石碎片的排出，可以采取辅助排石治疗措施。⑤体外冲击波碎石效果还与操作医生的经验有关：由于碎石治疗通常需要持续 30 分钟左右，患者可能发生体位的变化，所以，在碎石过程中，操作者需要经常校正碎石机焦点以对准结石，并且根据监测的碎石效果，调整碎石机的能量输出和打击次数。

94. CEF 经皮肾镜碎石取石术的禁忌证为：凝血机制障碍、过于肥胖穿刺针不能达到肾、或脊柱畸形者不宜采用此法。肾结石合并急性上尿路感染，手术可导致感染扩散，不能手术；极度肥胖穿刺针不能达到肾，无法手术；出血性疾病可导致术中、术后出血不止，非常危险。

95. ABCEF 尿酸结石与尿酸代谢异常有关，其质硬，光滑，多呈颗粒状，黄色或红棕色，纯尿酸结石不被尿路平片所显影。常见病因为原发性痛风、先天性代谢紊乱等。患者术中所见结石为尿酸结石，且有痛风病史，为预防尿酸结石复发，应采取的措

施包括：①大量饮水：以增加尿量，稀释尿中形成结石物质的浓度，减少晶体沉积，亦有利于结石排出。②调节饮食：高尿酸的患者应避免高嘌呤食物，如动物内脏。经常检查尿 pH，尿 pH 保持在 6.5 以上。限制钠盐、蛋白质的过量摄入，增加水果、蔬菜、粗粮及纤维素摄入。③尿酸结石患者可口服别嘌醇和碳酸氢钠，以抑制结石形成。丙磺舒抑制尿酸盐在近曲肾小管的主动再吸收，增加尿酸盐的排泄而降低血中尿酸盐的浓度。口服 10% 的枸橼酸钾溶液可以碱化尿液，促进尿酸的排出。螺内酯抑制醛固酮的作用，和尿酸无关；尿酸的形成和损害与感染无关，忌用抗生素。

96. B 睾丸鞘膜积液：鞘状突闭合正常，但睾丸鞘膜囊内有较多积液，呈球形或卵圆形。一侧鞘膜积液多见，表现为阴囊或腹股沟囊性肿块，呈慢性、无痛性逐渐增大。积液量少时无不适，积液量多时才感到阴囊下坠、胀痛和牵扯感。巨大睾丸鞘膜积液时，阴茎缩入包皮内，影响排尿、行走和劳动。患者青少年男性，右阴囊肿大，睾丸触及不清，透光试验为阳性，这是睾丸鞘膜积液的典型体征，最可能的诊断为右睾丸鞘膜积液。

97. ACDEF 婴儿先天性鞘膜积液常可自行吸收消退，可不急于手术治疗，1 岁以后仍存在的建议手术治疗。睾丸鞘膜积液可分为原发性和继发性两种，前者原因不明，后者由炎症、外伤、肿瘤和丝虫病等引起，积液可为浑浊、血性或乳糜状。睾丸鞘膜积液呈球形或卵圆形，表面光滑，有弹性和囊性感，无压痛，一般触不到睾丸和附睾。透光试验阳性。精索静脉曲张手术后才可继发睾丸鞘膜积液，而非精索静脉曲张可继发睾丸鞘膜积液。

98. D 婴儿先天性鞘膜积液常可自行吸收消退，可不急于手术治疗，1 岁以后

仍存在的建议手术治疗。患者青少年男性，大于 1 岁，建议手术治疗。

99. ABCEF 鞘膜翻转术是临床最常用的睾丸鞘膜积液手术方式，手术简单，效果好，手术并发症包括：出血、水肿、感染、睾丸扭转；若损伤精索动脉则可能出现睾丸萎缩；若损伤输精管或附睾则可引起精子减少；若翻转后没有闭合，就可能复发。精索静脉曲张术后可继发睾丸鞘膜积液，非睾丸鞘膜积液的手术并发症。

100. D 婴儿先天性睾丸鞘膜积液常可自行吸收消退，可不急于手术治疗，1 岁以后仍存在的建议手术治疗。若为 8 个月婴儿建议等待观察，1 岁以后仍存在的建议手术治疗。

全真模拟试卷（四）答案解析

一、单选题

1. D 当梗阻加重达一定程度时，出现膀胱剩余尿。残余尿量逐渐增加，导致高压性慢性尿潴留。膀胱内压持续处于高水平。膀胱逼尿肌进一步损害，功能失代偿，出现高顺应性膀胱，膀胱感觉迟钝，最后导致低压性慢性尿潴留，膀胱内压处于低水平状态。气候变化、饮酒、劳累、情绪变化等引起交感神经兴奋时可发生急性尿潴留。

2. E 尿道狭窄最主要的症状是排尿困难，轻者表现尿线变细，重者尿不成线，还可出现血尿，夜尿增多。

3. A 海绵体内注射血管活性药物，神经性 ED（勃起功能障碍症）反应最好。

4. A 尿液中含血块说明血尿程度较严重。新鲜血尿伴大小不等、形态不规则的血块时提示膀胱或前列腺部尿道出血。肾或输尿管出血，血尿为暗红色，血块如条状或蚯蚓状，可伴有腰部疼痛不适，无排尿不畅。

5. A 经典的肾癌三联征包括血尿、腰痛及腹部肿块，血尿是比较常见的症状，系肿瘤侵犯肾盂或肾盏黏膜引起，通常表现为间歇性、无痛、全程肉眼血尿，间歇期可无肉眼血尿，但仍有镜下血尿；腰痛的原因除了肿瘤生长牵拉肾被膜外，还可见于局部肿瘤进展，出血和血凝块引起输尿管梗阻等；当肿瘤到相当大的时候才能被发现，此时可触及腹部肿块。

6. C 尿路结石可引起梗阻，感染，患侧积水，恶性变及直接损伤。

7. A 依据排尿过程中血尿出现的时间可对病变进行初步定位，常采用三杯试验来帮助区别。初始血尿提示尿道出血；终末血尿提示病变位于膀胱三角区、膀胱颈或后尿道；全程血尿提示出血来自膀胱或膀胱以上尿路。

8. C 前尿道损伤的诊断应根据外伤史、受伤时的体位、暴力性质等；结合尿道造影或其他 X 线检查等明确诊断。患者具有骑跨伤病史，损伤尿道球部，尿道造影为完全性尿道球部断裂，前尿道断裂应及时施行经会阴尿道修补术或断端吻合术，留置导尿管 2~3 周，同时使用足量抗生素预防感染。尿道断裂严重者，会阴或阴囊形成大血肿，可做膀胱造瘘术。也有经会阴切口清除血肿，再做尿道断端吻合术者，但是必须慎重而仔细止血。

9. C 女性尿路感染最常见的途径是逆行感染。

10. E 输尿管结石90%以上是在肾内形成而降入输尿管，输尿管有3个狭窄部：肾盂输尿管连接部、输尿管跨越髂血管分叉处和输尿管的膀胱壁内段，管腔直径分别为 2mm、3mm 和 1~2mm。输尿管与男性输精管或女性子宫阔韧带交叉处及输尿管进入膀胱壁的外缘，管腔也相对狭窄。肾结石降入输尿管后，易于停留在上述5个部位。输尿管由上到下，管壁越来越厚。输尿管梗阻性病变，常见的如输尿管狭窄、输尿管口囊肿、输尿管瓣膜和输尿管憩室等也容易合并结石，是引起输尿管原发结石的原因。输尿管结石如果不能排出，无论大小，都可能引起肾积水，造成肾功能损害。

11. E 肾外伤有多种类型，临床上最多见为闭合性肾外伤，由于外伤的病因和程度不同，有时多种类型的肾外伤同时存在。现根据其外伤的程度将闭合性外伤分为以下病理类型：①肾挫伤：外伤仅局限于部分肾实质，形成肾瘀斑和（或）包膜下血肿，肾包膜及肾盏肾盂黏膜完整。外伤涉及肾集合系统可有少量血尿。②肾部分裂伤：肾近包膜部位裂伤伴有肾包膜破裂，可致肾周血肿。若肾近集合系统部位裂伤伴有肾盏肾盂黏膜破裂，则可有明显血尿。③肾全层裂伤：肾实质深度裂伤，外及肾包膜，内达肾盏肾盂黏膜，常引起广泛的肾周血肿、血尿和尿外渗。肾横断或碎裂时，可导致部分肾组织缺血。④肾蒂血管外伤：比较少见。肾蒂或肾段血管的部分或全部撕裂，可引起大出血、休克。由于此类外伤引起肾急剧移位，肾动脉突然被牵拉，致血管内膜断裂，形成血栓，易造成肾功能丧失。肾上腺由于其位置、体积及周围组织的保护作用，外伤时一般不易受损，双侧受损则更为少见，据报道双侧肾上腺损伤仅占腹部外伤患者的0.15%~4%，其中75%~90%位于单侧，且以右侧多见。目前关于肾上腺损伤的机制有3种：①由于腹部遭受剧烈冲击导致下腔静脉压力急剧增高并传至肾上腺静脉引起的肾上腺损伤；②由于脊柱和周围器官挤压造成的肾上腺损伤，这也是常合并同侧脏器损伤的原因；③突然减速对肾上腺小动脉的剪切作用，致使肾上腺动脉破裂出血。肾上腺损伤可以表现为肾上腺周围甚至肾周脂肪间隙模糊并出现斑片状、条索状高密度影，同时可伴发同侧膈肌脚增厚，外缘显示不清，这可能由于肾上腺周围脂肪组织内出血浸润或肾上腺实质出血局部破裂渗入到周围脂肪间隙所致。除此之外，临床上孤立性肾上腺损伤相对少

见，绝大多数患者合并有不同程度的肝、肾、脾等脏器挫伤及同侧肋骨、脊椎骨折等，尤其需要注意受力方向的脏器是否合并损伤。患者青年男性，外伤后，根据第一张图可见右肾肾实质深度裂伤，外及肾包膜，内达肾盏肾盂黏膜，根据第二张图可见肾上腺周围甚至肾周脂肪间隙模糊并有条索状高密度影，故患者可能诊断为右肾裂伤合并右侧肾上腺外伤性出血。

12. C 气肿性膀胱炎是膀胱壁内或腔内有气体存在的一种膀胱炎症。病原菌主要是大肠埃希菌、产气杆菌等。通过血行或尿路上皮的损伤途径进入泌尿系统，酵解尿中葡萄糖或尿中不正常蛋白质而产生气体。此病的诱因多见于糖尿病患者，糖尿病极易引起细菌感染。其次为尿路梗阻长期导尿或尿路损伤而致的感染。以膀胱壁组织内出现气泡为特征，气体聚积于黏膜下，膀胱壁水肿增厚，固有膜内有许多圆形或椭圆形空泡腔，覆盖气泡表面的黏膜上皮可完整脱落形成浅表溃疡。患者为中年女性，腹胀、肉眼血尿2天，为气肿性膀胱炎的典型症状；有糖尿病史，这是气肿性膀胱炎的最主要诱因；检查图像可见膀胱壁变薄，膀胱壁组织内出现低密度气泡影，这是气肿性膀胱炎的典型影像学表现。故最可能的诊断为气肿性膀胱炎。

13. B 急性膀胱炎的诊断，除根据病史及体征外，需做中段尿液检查，尿液中常有大量脓细胞和红细胞。将尿液涂片行革兰染色检查，初步明确细菌的性质，同时行细菌培养、菌落计数和抗生素敏感试验，为以后治疗提供更准确的依据。急性膀胱炎的患者血液中白细胞可升高。急性膀胱炎时忌行膀胱镜检查。

14. B 肾周围组织的化脓性炎症称肾周围炎，若形成脓肿称肾周围脓肿。肾周围脓肿一般是由急性肾皮质脓肿溃破入肾

周间隙或从其他部位的感染经血行播散形成。症状出现往往较隐匿。大部分肾周脓肿患者超过5天才出现症状。主要为畏寒、发热、腰部疼痛和肌紧张，局部压痛明显。血白细胞及中性粒细胞上升。由于肾周围炎多伴有肾实质感染，尿常规检查可见脓细胞。单纯肾周围炎尿常规无异常。若脓肿溃破，沿腰大肌扩展，刺激腰大肌使髋关节屈曲不能伸展，脊柱弯向病侧。胸透可见同侧膈肌抬高，活动受限。腹部平片可见脊柱向病侧弯曲，腰大肌阴影消失。排泄性尿路造影肾位置异常，呼吸时移动范围减小，甚至不随呼吸移动。超声和CT可显示肾周围脓肿，在超声引导下做肾周穿刺，可抽得脓液。

15. B 血尿是泌尿系肿瘤最常见的症状。约85%的患者表现为间歇性无痛性全程肉眼血尿，可自行减轻或停止。

16. D 多囊肾为肾实质中有无数的大小不等的囊肿，大者可很大，小者肉眼仅能见到使肾体积整个增大的于肾实质表面呈高低不平的囊性突起。囊内为淡黄色浆液，有时因出血而呈深褐色或红褐色。CT：肾脏显著增大，双肾实质内见大量大小不一囊性水样密度区，肾实质明显受压变薄，可见肾盂肾盏拉长、挤压变形，肾边缘呈分叶状，增强扫描囊性病变不强化；腹膜后纤维化以腹膜后大血管周围炎症性纤维组织斑块形成为典型病理特征，并导致腹膜后器官组织受压迫。在泌尿系常表现为外在性的输尿管梗阻和肾盂积水。病因常不明，多为特发性，可能涉及自身免疫，也可由于多灶性纤维硬化病和麦角生物碱类药物引起。无特异性临床表现，可表现为腰背痛、体重减轻、食欲减退、发热、下肢水肿和肾功能进行性减退。患者青年女性，影像学表现可见肾实质内大量囊性突起，并可见腹腔内大血管密度增

高和周围大量高密度区，为多囊肾并腹膜后纤维化典型影像学表现。

17. D 根据患者出现全程无痛性肉眼血尿，怀疑为膀胱肿瘤。任何成年人，特别是40岁以上者，出现无痛性血尿时都应考虑患膀胱肿瘤的可能。膀胱肿瘤高发年龄为50~70岁，男女发病之比为4：1。最常见的症状为间断全程无痛性肉眼血尿。70%~98%的患者有此症状，多为全程血尿，也可表现为初始或终末血尿，常间歇性发作，血尿严重时常有血块，或排出洗肉水样尿液及腐肉组织。尿脱落细胞检查其阳性率与肿瘤恶性程度密切相关，诊断早期低度恶性倾向尿路上皮乳头状肿瘤、低分级肿瘤敏感度差，对高级别肿瘤（包括Cis）的检出率高，且细胞学检查的特异性很高。尿细胞学检查对高级别肿瘤的敏感度为60%~90%，特异度为90%~100%。对低级别肿瘤敏感度仅为30%~60%，但特异度仍在85%以上。

18. D 异位睾丸通常是由于睾丸下降不到位所引起，通常处于腹股沟管表面，导致斜疝。

19. C 前列腺增生多在50岁以后出现症状，60岁左右症状更加明显。症状与前列腺体积大小之间并不一致，而取决于引起梗阻的程度、病变发展速度以及是否合并感染等，症状可时轻时重。尿频是前列腺增生最常见的早期症状，夜间更为明显。尿频，早期是因增生的前列腺充血刺激引起。随着病情发展，梗阻加重，残余尿量增多，膀胱有效容量减少，尿频逐渐加重。此外，梗阻诱发逼尿肌功能改变，膀胱顺应性降低或逼尿肌不稳定，尿频更为明显，并出现急迫性尿失禁等症状。

20. B 经皮肾镜取石并发症：①出血：为最常见的并发症，包括术中出血和术后出血。术中出血可能是建立皮肾通道

时损伤到血管所致，术后出血多由于导管刺激、感染所致。若损伤肾动脉后支血管造成假性动脉瘤或动静脉瘘，形成术后延迟出血，应行高选择性动脉栓塞，可以取得满意的效果。②损伤：包括泌尿系本身及邻近脏器的损伤，这可能是出现最严重后果的并发症。通常是在经皮肾通道建立过程中出现，穿刺扩张过深容易损伤到对侧肾盂黏膜，甚至形成肾的贯通伤。因此，穿刺扩张过程中应遵循"宁浅毋深"的原则。B超实时监视穿刺针通过的软组织结构，可以有效避免损伤邻近组织器官。③感染：术中开放水通道，降低肾盂内压力是良好的预防措施。若发生，应积极抗感染治疗。

21. D 预防泌尿系结石最有效的方法是大量饮水。

22. D 包皮环切术：对于局限于包皮或阴茎头的早期阴茎癌，深部没有浸润，没有淋巴结转移的Ⅰ期或T_1期以前的肿瘤，可行包皮环切术或局部切除术。成年人行包皮环切术对阴茎癌的发生无保护作用。

23. B 5α还原酶抑制剂抑制睾酮转变为双氢睾酮，降低前列腺内双氢睾酮的浓度，达到缩小前列腺体积，改善排尿症状的目的。其他药物均不能缩小前列腺体积。

24. E 磷酸镁铵结石呈碱性，酸化尿液可以增加其溶解。

二、多选题

25. BCD 导尿试验：把尿液从膀胱内导出来的操作，膀胱损伤时，导尿管较易插入膀胱，从而通过观察是否有血尿来判断是否有损伤，通过观察进出量的差异，来判断液体是否通过损伤处流入盆腔或其他部位，这种方法准确性不高，易误诊。

26. ABCD 隐睾是指男婴出生后单侧或双侧睾丸未降至阴囊而停留在其正常下

降过程中的任何一处。双侧隐睾，即阴囊内无睾丸。睾丸处的异常可造成生育方面以及睾丸本身的病变，并不涉及智力发育。

27. ABD 儿茶酚胺包括多巴胺、去甲肾上腺素和肾上腺素等三种，作为交感神经系统兴奋的重要神经递质。

28. ACDE 在交感神经释放的去甲肾上腺素作用下，附睾尾部和输精管、射精管平滑肌发生协调、节律性强收缩，将附睾尾部和输精管道内的液体和精子驱入后尿道，不需先进入精囊。由此可见，输精管道包括：附睾、输精管、射精管、尿道。

29. BDE 肾下垂的发生可能与肾窝浅，肾蒂长，肾周脂肪减少（消瘦，营养不良），肾周结缔组织松弛，腹壁松弛，腹压增加（如慢性咳嗽、便秘）或腹压突然减少（如分娩）等因素有关，所以女性易发生。除此之外，与损伤（如由高处跌下或躯体受到剧烈震荡），久坐久站等因素也有关。此病可能是单个因素导致，但大多是几个因素共同作用的结果。

30. BCDE 输尿管口膨出切开术后可能会发生膀胱输尿管反流。输尿管口膨出位置异常时，常可阻塞尿道内口而出现排尿费力、排尿中断，可能出现急性尿潴留。膨出的肿物反复阻塞尿道，长期可使尿道括约肌松弛，出现尿失禁。超声可发现1cm以上的输尿管口膨出，声像图上可见输尿管口、三角区位置有圆形无回声肿物。

31. ACE 盆腔肿瘤，前列腺疾病如肿瘤和增生，泌尿系结核都会挤压尿道，造成尿路梗阻，从而引起排尿困难。

32. ACD 膀胱镜检查禁忌证：①尿道、膀胱处于急性炎症期不宜进行检查，因可导致炎症扩散，而且膀胱的急性炎症充血，还可使病变分辨不清。②膀胱容量过小，在60ml以下者，说明病变严重，患者多不能耐受这一检查，也容易导致膀胱破裂。③包茎、尿道狭窄、尿道内结石嵌顿等，无法插入膀胱镜者。④骨关节畸形不能采取截石体位者。

33. BCE 尿液标本多采用中段尿，尿液送检最好不要超过30分钟，冬季天气寒冷，1小时以内送检也是可以的，但夏天需将在家留取的新鲜尿液置于4°C冰箱冷藏室，1小时内送检；厌氧菌存在于末段尿中；抗生素对微生物影响巨大，会干扰检查结果。

34. ABCD 尿道球部损伤时，血液及尿液渗入会阴浅筋膜包绕的会阴浅袋，使会阴、阴囊、阴茎肿胀，有时向上扩展至下腹壁。因为会阴浅筋膜的远侧附着于尿生殖膈，尿液不会外渗到两侧股部。

35. ABCE 肾下垂的发生大多是几个因素共同作用的结果，多发生于瘦高体型的女性。肾下垂可牵拉肾血管或使其扭曲，从而造成肾血液供应障碍导致肾充血肿胀，以致发生绞痛、血尿、蛋白尿甚至无尿；肾脏下移后引起输尿管扭曲成角，导致肾积水并可继发感染，引起高血压和结石。肾下垂的诊断可依靠卧位和站立位的静脉尿路造影（IVU）检查和B超检查。大多数肾下垂患者是没有任何临床症状的，或者仅有轻微不适，需要手术治疗的很少，且手术后可能会复发，故必须严格掌握手术适应证。肾下垂手术的适应证为肾下垂合并结石、感染、血尿、肾盂积水，引起严重症状者，影响工作和生活；合并高血压或同侧肾功能受损者。

36. ACDE 去势治疗常用药物有：亮丙瑞林、戈舍瑞林、曲普瑞林、己烯雌酚、比卡鲁胺；常见手术去势治疗有双侧睾丸切除术和双侧卵巢切除术。

37. ABCDE 近年来，用超声血流图、手术探查、CT、MRI、超声听诊器和核素^{99m}Tc扫描等方法诊断睾丸扭转。

38. ABCD 阴茎畸形的危害：①阻碍发育：小儿患有阴茎畸形病症，不及时治疗将会影响其正常发育和日后正常性功能。②影响排尿：阴茎扭转的表现就是阴茎头偏离中线，会导致男性无法正常站立排尿，造成很多患者的心理压力。③无法房事：无论是何种阴茎畸形，都会使得房事难以正常进行，严重影响双方感情。④难以生育：在性生活的最后，畸形的阴茎往往不能将精液顺利摄入女方的阴道深处，也就无法使得女方怀孕。

39. ABE 非精原细胞瘤预后差：原发于纵隔、或肺以外内脏转移或血清肿瘤标记物重度升高：AFP > 10000ng/ml、hCG > 50000IU/L、LDH > 10倍正常值上限。

40. ABCE 精索静脉曲张是精索内蔓状静脉丛的异常扩张、伸长和迂曲，多见于青少年，可导致睾丸体积变小、精液异常、睾丸体积下降、睾丸灌注减少及睾丸生精功能障碍等，所以可根据临床表现来判断预后。精索静脉曲张通过体格检查、超声基本上可以确诊。

41. ABCD 输尿管损伤的辅助检查：①静脉尿路造影或肾盂穿刺造影，95%以上的输尿管损伤都可以通过静脉尿路造影确定。②逆行肾盂造影：表现为在受损段输尿管插管比较困难，通过受阻，造影剂无法显示，自破裂处流入周围组织。该检查可以明确损伤部位，了解有无尿外渗及其外渗范围，需要时可以直接留置导管引流尿液。③膀胱镜检查：膀胱镜不仅可以直视了解输尿管开口损伤情况，观察有无水肿、黏膜充血，而且可以观察输尿管口有无喷尿或喷血尿，判断中上段输尿管损伤、梗阻的情况。④计算机断层扫描（CT）：可以较好显示输尿管的梗阻、尿外渗范围、尿瘘及肾积水等，尤其配合增强剂可以进一步提高诊断准确率。⑤B超：B超简易方便，可以初步了解患侧肾、输尿管梗阻情况，同时发现尿外渗。⑥磁共振尿路水成像（MRU）：配合 MR 扫描诊断输尿管损伤已被广泛应用。MRU 为非侵袭性，无需造影剂，能在短时间内显示尿路的解剖结构。⑦放射性核素肾图：对了解患侧肾功能及病变段以上尿路梗阻情况有帮助。

42. CE 体外冲击波碎石（ESWL）的适应证：≥6mm 的肾结石。对于 6 ~ 20mm 大小的各种成分的肾结石，并且不合并肾积水和感染者，ESWL 是一线治疗。输尿管肾镜碎石：虽然 <20mm 的肾结石首选 ESWL 治疗，但随着输尿管镜技术的发展，近年来利用逆行输尿管肾镜（retrograde intrarenal surgery，RIRS）可成功治疗肾结石。与 ESWL 相比，RIRS 虽然是有创治疗，但其碎石效果精确、彻底。RIRS 主要利用软输尿管镜。软输尿管镜型号 F7.5 左右，容易达到肾盂。为了观察到全部肾盏，需要 X 线透视辅助。适应证：<20mm 的肾结石。尤其适用于 ESWL 定位困难的、X 线阴性的肾结石，ESWL 治疗效果不好的嵌顿性肾下盏结石和坚韧结石（如水草酸钙结石、胱氨酸结石等），极度肥胖、严重脊柱畸形建立 PCNL 通道困难者，不能停用抗凝药物者以及肾盏憩室内有结石者。患者结石直径1.5cm，且不伴有肾积水，适宜选择体外振波碎石术和经输尿管软镜碎石术。

43. BCD 隐睾症是指睾丸下降异常，使睾丸不能降至阴囊而停留在腹膜后、盆腔、腹股沟管或阴囊入口靠阴茎处。超声检查需充分暴露检查的部位，应取平卧位、下肢平直，充分暴露腹股沟和下腹部。先检查腹股沟、阴囊入口靠阴茎处，若未发现睾丸，再仔细检查盆腔内。适度充盈的膀胱能将肠管挤开，避免影响检查。因此，隐睾超声检查时的检查方法：适度充盈的膀胱，仰卧位，于腹股沟处、阴茎根部和盆腔行纵横扫查。

三、共用题干单选题

44. A 患者无排尿困难，经常性漏尿，所以为储尿障碍。

45. C 患者经过检查无法知道确切的发病原因和病理机制，所以分型为特发性 OAB。

46. A 膀胱过度活动症（OAB）首要治疗方式为行为治疗，通过患者的自我意识来控制病情。

47. B 患者精液检测发现无精子，因此推测为雄激素的分泌受影响，应该检测血清卵泡刺激素。血清卵泡刺激素是脑垂体分泌的重要促性腺激素，可以促进性腺、肾上腺分泌雄激素和雌激素。

48. C 睾丸活检术：能直接判断精子发生的功能或精子发生障碍的程度。睾丸活体组织检查：对原因不明的无精子症患者，血清 FSH 水平和睾丸体积正常，可实施睾丸活检术进行分类诊断。睾丸精子也可以用于卵胞浆内单精子显微注射。活检手术方法有开放手术活检、经皮睾丸穿刺活检术和睾丸细针抽吸术。多数患者双侧睾丸的组织结构相似，通常只需做一侧活检即可。如一侧睾丸生精功能正常而输精管梗阻，另一侧睾丸生精功能异常但输精管通畅的少精子患者，应做两侧睾丸活检。一般用 Bouin 或 Steive 液固定标本，如做电镜检查需用戊二醇液固定。患者精液中无精子，应该采取睾丸活检来诊断是睾丸方面的疾病还是激素分泌不足导致的。

49. C 无精子症的最常见类型就是梗阻性无精子症，输精管阻塞导致精子运输发生障碍。

50. C 睾丸活检是为了检测是否为睾丸本身发生病变导致无精子，即睾丸生精阻滞。

51. E 患者肿瘤已累及精囊，所以应根治性切除，同时化疗防止远处转移。

52. E 活检是确诊癌症最可靠的方法。

53. C 膀胱闭合性损伤：最常见的原因为各种因素引起的骨盆骨折，如车祸、高处坠落等；其次为膀胱在充盈状态下突然遭到外来打击，如下腹部遭受撞击、摔倒等。膀胱损伤的临床表现：轻微损伤仅出现血尿、耻骨上或下腹部疼痛等，损伤重者可出现血尿、无尿、排尿困难、腹膜炎等。依腹膜外型、腹膜内型及混合型的不同而有其特殊表现。题干中明确下腹部外伤史，导尿有少量血性尿液等，应诊断为膀胱损伤。

54. E 导尿试验：怀疑膀胱损伤时，应马上给予导尿，如尿液清亮，可初步排除膀胱损伤。膀胱损伤时，导尿管可顺利插入膀胱（尿道损伤常不易插入），仅流少量血尿或无尿流出，应行注水试验：经导尿管向膀胱内注入 200～300ml 生理盐水，稍待片刻后抽出，如出入量相差很大，提示膀胱破裂。

55. A 患者膀胱破裂，伴有急腹症症状，需要急诊剖腹探查修复膀胱。

56. A PHEO/PGL 充分的术前准备是手术成功的关键，未常规予 α 受体阻滞药以前，PHEO 手术死亡率达 24%～50%，充分的药物准备可使手术死亡率低于 3%。术前药物准备的目标在于阻断过量 CA 的作用，维持正常血压、心率/心律，改善心脏和其他脏器的功能；纠正有效血容量不足；防止手术、麻醉诱发 CA 的大量释放所致的血压剧烈波动，减少急性心力衰竭、肺水肿等严重并发症的发生。α 受体阻滞药：最常用的是长效非选择性 α 受体阻滞药酚苄明，初始剂量 5～10mg，2 次/日，根据血压调整剂量，每 2～3 日递增10～20mg；发作性症状控制、血压正常或略低、体位性低血压或鼻塞出现等提示药物剂量恰当，一般每日 30～60mg 或 1mg/kg 已足，分 3～4 次口服，不超过 2mg/(kg·d)。

小儿初始剂量 0.2mg/kg(＜10mg)，每日 4次，以 0.2mg/kg 递增。

57. B 患者有阵发性高血压，且为低血容量性，所以手术过程中要严格控制有效循环血量。

58. A 患者行右侧肾上腺肿瘤切除，糖皮质激素会急剧下降，所以要进行糖皮质激素的补充。

59. C 患者既往淋巴瘤病史 2 年，且右肾发现占位性病变，所以可能为肿瘤转移。淋巴瘤的 CT 特征为等密度肿物，注射造影剂后仅有中等程度的增强。

60. D 肾转移性肿瘤最常见的转移部位为肺。

61. C 由于肿瘤转移，所以不适合做手术切除，应该采用化疗。

62. C 皮脂腺囊肿又名粉瘤，是皮脂腺囊管口闭塞或狭窄所引起的皮脂分泌物潴留淤积而形成的，而非真性肿瘤。粉瘤以青年时期多发，头面、臀、背部常见。略隆起于皮肤，与皮肤粘连，基底可以移动。皮肤表面有腺体导管开口，此处与皮肤粘连最紧，常见黑色粉刺样小栓，挤压时有白色粉状物，粉瘤易继发感染，极少发生癌变。

63. C 皮脂腺囊肿的治疗为手术摘除，需行梭形切口将紧密粘连于皮肤的腺体导管开口一并切除。如并发感染，应先控制感染，待炎症消退后再进行手术。本病例患者已形成脓肿，需切开引流。

四、案例分析题

64. ABCDEF 患者左肾区叩击痛阳性，有结石病史，所以推测为结石复发，ABCDE 为常规检查，泌尿系 B 超作为肾结石首选的筛查方法。患者 24 小时尿量 300ml，提示少尿，考虑急性肾功能不全可能，静脉尿路造影和利尿肾图显影较差，暂时不宜进行。

65. AEFHIJ 患者尿液白细胞较多，

亚硝酸盐阳性，所以为尿路感染；B 超显示右肾结石；根据患者的血 Cr 560μmol/L，可考虑肾功能不全；钾离子水平较高，诊断高钾血症；HCO_3^- 15mmol/L，提示酸中毒；右肾大小为 7cm×5cm×3cm，提示右肾萎缩。

66. ABC 左肾盂肾盏和左输尿管上段扩张，所以可能为输尿管堵塞，应行左侧逆行输尿管插管疏通管道，使用抗生素防止感染，经皮肾穿刺造瘘让液体流出。

67. ADEFGH 患者引流出浑浊尿液，考虑结石引起感染，应该对患者进行监测，行抗感染治疗，待感染控制后再进行其他治疗。

68. ABDE 患者右肾结石，左输尿管结石，应先处理左输尿管结石，大小约 0.8cm×0.6cm，宜采用输尿管镜 + 钬激光或弹道碎石。

69. C 患者结石被水冲入肾盂，所以应该留置输尿管支架后行体外冲击波碎石排出，因为结石在肾盂处，若不进行治疗不会自然排出。

70. CE 患者左肾区仅有数枚芝麻大小的结石，所以拔除支架，进行药物治疗待自然排出即可。

71. B 右肾右输尿管不显影，所以考虑为遭到较大结石阻塞，尿液无法流出。经皮肾镜碎石取石术，碎石效果更好，更易排出，所以采取经皮肾镜碎石取石术。

72. A 膀胱肿瘤诊断：任何成年人，特别是 40 岁以上者，出现无痛性血尿时都应考虑患膀胱肿瘤的可能。对长期不能治愈的"膀胱炎"亦应警惕有膀胱肿瘤的可能。临床表现：高发年龄为 50～70 岁，男女发病之比为 4∶1。最常见的症状为间断全程无痛性肉眼血尿。70%～98% 的患者有此症状，多为全程血尿，也可表现为初始或终末血尿，常间歇性发作，血尿严重时常有血块，或排出洗肉水样尿液及腐肉

组织。根据题干所述，患者无痛性全程肉眼血尿 3 天。无尿频、尿急和尿痛，无排尿费力，无腰痛，无发热，应考虑为膀胱肿瘤。

73. C CT 是诊断肾盂、输尿管癌的首要检查方法，主要表现为肾盏、肾盂及输尿管某一部位充盈缺损、增厚或梗阻等。

74. D 输尿管癌以肉眼血尿为首发症状，肉眼血尿的特点是无痛性、间歇性、全程肉眼血尿。少数患者因肿瘤阻塞肾盂输尿管交界处后可引起腰部不适、隐痛及胀痛，偶可因凝血块或肿瘤脱落物通过输尿管时引起肾绞痛。结合 CT 见左输尿管上段占位改变，应考虑输尿管癌。

75. ACF B、E 选项检查均能提示输尿管占位，但不能确诊，病理诊断为金标准。D 选项手术风险较大、且有后腹膜腔种植可能。增强 CT + 三维重建（CTU）是诊断输尿管癌的首要手段。

76. F 根治性肾、输尿管切除术：适用于多发、体积较大、高级别或影像学怀疑浸润性生长的肿瘤。标准的手术方法是切除病肾及全长输尿管，包括输尿管开口部位的膀胱壁。可采用开放性、腹腔镜、机器人辅助腹腔镜完成。术后膀胱灌注化疗药物有助于降低膀胱肿瘤的复发率。

77. ABCD 膀胱镜检查有时可见病侧输尿管口喷血，也可发现同时存在的膀胱肿瘤，约 17% 的肾盂、输尿管癌可同时伴发膀胱癌。患者输尿管癌单发，无周围组织侵犯、淋巴结转移、远处转移，术前不需放化疗；内分泌治疗对输尿管癌无效；早期输尿管癌不易骨转移，故不常规做骨扫描。

78. D 根治性肾、输尿管切除手术范围有肾脏、肾周脂肪、肾周筋膜、输尿管全长、输尿管开口处的部分膀胱壁全层。

79. D 根据国际抗癌联盟的 2017 年 TNM 分期，T_1：肿瘤浸润上皮下结缔组

织。T_2：肿瘤浸润肌层。T_3：肿瘤浸润超过肌层达输尿管周围脂肪。T_4：肿瘤侵犯邻近器官，或通过肾脏达肾周脂肪。N_0：无区域淋巴结转移。M_0：无远处转移。根据题干，肿瘤浸润肌层，未见淋巴结及远处转移，故分期为 $T_2N_0M_0$。

80. CD 患者以肾功能衰竭入院，CT 显示双肾均有积水，左肾尚有一定肾实质，因此应行左侧逆行置管或穿刺造瘘。

81. AC CT 检查显示双侧肾实质均有破坏，抗酸染色阳性，考虑双肾结核可能性大。患者左肾引流出脓性尿液，且尿培养提示大肠埃希菌，考虑脓肾。

82. ABD 患者为多重感染，需要抗结核药物和抗生素同时应用。患者肾功能不全，在治疗期间需要密切观察肾功能变化。

83. ABE 患者抗结核治疗已 2 个月，右肾已无功能，应行右肾输尿管全长切除术。由于患者双肾结核，目前肾功能恢复不良，而肠道膀胱扩大术本身可造成水、电解质和酸碱平衡紊乱，因此膀胱扩大术及左侧输尿管狭窄段切除再吻合术目前暂不选择。患者一般情况差，从保护肾功能角度考虑，可以行左侧输尿管皮肤造口，创伤较小。

84. ABCDFG 从病史和辅助检查来看，患者为皮肤感染继发肾实质或肾周感染，在常规抗炎、引流、控制血糖基础上，还要复查腹部 CT 以明确肾脏情况，查胸部 X 线平片以了解有无肺部继发感染。

85. ABCD 根据题干，患者右腰部疼痛、触及肿块，伴波动感、穿刺抽出脓液，可确诊为脓肿。超声检查见脓肿分隔、与后腹膜腔相通，肾影增大、边界不清，综合判断可考虑为皮下脓肿，继而感染加重出现腰大肌脓肿、肾周脓肿、肾脓肿。皮下脓肿是指真皮层下的皮肤结构受到细菌感染而引发脓肿的感染性疾病。金黄色葡萄球菌是主要致病菌，主要表现为局部疼痛剧烈、皮肤局部的充血、红肿、隆起，按压有明显波动感。肾周围组织的化脓性炎症称肾周围炎，若形成脓肿称肾周围脓肿。肾周围脓肿一般是由急性肾皮质脓肿溃破入肾周间隙或从其他部位的感染经血行播散形成。致病菌以金黄色葡萄球菌及大肠埃希菌多见，病变位于肾固有筋膜与肾周筋膜之间，多由肾痈、肾表面脓肿直接感染所致。由于肾周组织脂肪丰富，且疏松，感染易蔓延。脓液流入髂腰间隙，形成腰大肌脓肿，穿破横膈形成脓胸。肾脓肿患者起病急，病程短，近期有咽炎及上呼吸道感染等感染病史，局部症状明显，全身症状较轻，腰部疼痛剧烈，伴有发热。由于炎症反应，病变局部边界模糊，不规则。早期多为低回声或部分液性暗区，随着病情进展可以出现局部组织出血、坏死导致回声杂乱，但球体感不明显。

86. ACD 患者诊断明确，除常规的抗炎治疗外，由于肾脏感染为血源性感染即非引流系统原发性疾患所致，故置入输尿管支架管无助于炎症控制。超声引导穿刺脓腔引流有助于控制炎症。患者一般情况差，开放手术可能性不大。患者长期患糖尿病，应行引流液真菌培养明确有无混合感染。

87. A 从 CT 图像看，患侧肾内有脓肿灶，考虑为引流不全所致病情反复。

88. BCE 患者表现为阵发性心悸、头痛、视物模糊、血压升高，CT 可见右腹膜后肿物，考虑为嗜铬细胞瘤。在成人嗜铬细胞瘤患者中，尿香草扁桃酸（VMA）、间变肾上腺素、尿游离儿茶酚胺均可升高。

89. ADEF Von Hippel – Lindau（VHL）病可表现为双侧肾细胞癌及双侧肾上腺嗜铬细胞瘤。MEN Ⅱa 和 MEN Ⅱb 的患者均可有甲状腺癌及嗜铬细胞瘤的表现。NF1 患者可有皮肤咖啡牛奶斑、多发性神经纤维瘤、肾母细胞瘤以及嗜铬细胞瘤的表现。

90. D 患者同时出现双肾及双肾上腺占位性病变，考虑 VHL 病可能性大。VHL 为常染色体显性遗传病。假设患者基因型为 Aa，其配偶健康则基因型为 aa，那么子代基因型可能为 Aa、Aa、aa、aa，故子代患病指数为 0.50。

91. AC 患者切除肾上腺后无法产生正常量的皮质醇，应激时不能增加皮质醇的分泌，因此产生一系列肾上腺皮质激素缺乏的急性临床表现，如高热，胃肠紊乱，循环虚脱，神志淡漠、萎靡或躁动不安，谵妄甚至昏迷，称为肾上腺危象。肾上腺危象时首先应扩容，并给予氢化可的松 100mg 静脉注射。

92. A 尿动力学检查主要依据尿流体力学和电生理学的基本原理和方法，检测尿路各部压力、流率及生物电活动，从而了解尿路排送尿液的功能和机制，以及排尿功能障碍性疾病的病理生理学变化。该项目是检查下尿路疾患，对上尿路梗阻无意义。

93. C 患者发病于右侧肾脏，静脉肾盂造影呈典型的 S 形改变，应考虑为下腔静脉后输尿管的可能。

94. D 患者输尿管梗阻位置较高，肾功能较好，适合行切断再吻合术。患者初次手术，不适宜选择回肠代输尿管手术。

95. DEF 患者肾功能已轻度异常，应尽量为患者保留双侧肾脏。针对患者目前情况，可尝试切除原狭窄部后重新吻合，也可长期留置 DJ 管以缓解输尿管梗阻。如输尿管局部情况差，也可选回肠代输尿管术，以解除泌尿系统梗阻。

96. ABCDEF 回肠代输尿管术禁忌证有：①患者全身情况差，已存在尿毒症者。②因膀胱、尿道病变或其他原因所致排尿困难者。③泌尿系肿瘤病例不应采用本手术。④全身和泌尿生殖系结核尚未稳定，或者尿路感染未能控制者。⑤回肠疾病未能控制者。

97. BCDF 皮质醇增多症，也称为库欣综合征，由于肾上腺皮质长期分泌过量皮质醇引起的一组症候群。病因包括肾上腺皮质自主分泌皮质醇的肿瘤，垂体肿瘤或某些疾病如肺癌、胰腺癌、胸腺癌、支气管腺瘤或嗜铬细胞癌等异位分泌过多的 ACTH（异位 ACTH 综合征）使双侧肾上腺皮质增生，从而分泌过量的皮质醇。主要表现为满月脸、多血质外貌、向心性肥胖、痤疮、紫纹、高血压、继发性糖尿病和骨质疏松等。患者青年女性，面部痤疮，体重增加，向心性肥胖，符合 BCDF 选项的症状。

98. CF CT 可诊断出 99% 以上的肾上腺皮质腺瘤和增生，一般腺瘤直径 > 2cm。分泌皮质醇的肾上腺皮质腺瘤 CT 值可高于醛固酮瘤。考虑诊断皮质醇增多症，腹部及盆腔 CT 平扫 + 增强可诊断肾上腺皮质腺瘤和增生。B 超检查对肾上腺体积增大的皮质醇增多症有定位诊断价值，B 超操作简易、价廉、无损伤，是首选的检查方法。

99. B 肾上腺皮质癌：发生于肾上腺皮质的一种罕见的恶性肿瘤。分为有内分泌功能性和无内分泌功能性两种类型，约 50% 为有内分泌功能性肿瘤，可发生于任何年龄。功能性肾上腺皮质癌临床表现为皮质醇增多症、原发性醛固酮增多症或性征异常，其中以皮质醇增多症表现最为常见。硫酸脱氢表雄酮检测是通过抽血化验的方式，判断有没有存在肾上腺肿瘤的检测方式之一。患者皮质醇和硫酸脱氢表雄酮升高，血 ACTH 低，是肾上腺皮质癌的典型实验室检查结果。

100. D 不管是何种类型的肾上腺皮质腺瘤或腺癌，手术是主要治疗方法。肾上腺皮质癌适宜行开放根治性左肾上腺肿瘤切除术，连同病侧肾上腺全部切除。

全真模拟试卷（五）答案解析

一、单选题

1. D 泌尿系感染急性期禁止行膀胱镜检查。

2. B 肾损伤以闭合性多见，血尿的程度与肾损伤的程度不成正比，大多数肾损伤可采取保守治疗。

3. D 尿酸结石与尿酸代谢异常有关，因尿液中尿酸溶解度下降和过饱和化而形成。尿酸结石中 2/3 为纯尿酸结石，1/3 可混有草酸钙或磷酸钙。常见病因为原发性痛风、先天性代谢紊乱等。尿酸结石形成的影响因素很多，其发病率和复发率高，因而采用合适的预防措施有重要意义。①大量饮水：以增加尿量，稀释尿中形成结石物质的浓度，减少晶体沉积，亦有利于结石排出。②调节饮食：高尿酸的患者应避免高嘌呤食物，如动物内脏。经常检查尿 pH，尿 pH 保持在 6.5 以上。限制钠盐、蛋白质的过量摄入，增加水果、蔬菜、粗粮及纤维素摄入。③尿酸结石患者可口服别嘌醇和碳酸氢钠，以抑制结石形成。患者为尿酸结石，故应碱化尿液减少尿酸析出，少喝牛奶减少钙和蛋白的摄入，同时限制食盐摄入，动物蛋白和豆制品等含嘌呤较高者应少吃，多吃蔬菜和水果。

4. D 排尿中断：尿流中断指在排尿过程中出现不自主的尿线中断。多见于膀胱结石患者，改变体位后可继续排尿，常伴有阴茎头部剧烈的放射性疼痛及尿道滴血。也可见于前列腺增生症患者。

5. C 年轻血尿患者多因泌尿系结石、感染、畸形或外伤所致；老年患者的血尿则提示膀胱肿瘤或良性前列腺增生症。女性患者血尿一般与尿路感染、妇科疾病或月经污染有关；男性患者一般较少发生血尿，一旦出现血尿，往往提示有潜在病变，应详细检查。

6. E 膀胱造影是检查膀胱破裂的主要手段。

7. C 睾丸下降不良在新生儿男婴中约占 10%。

8. D 体外冲击波碎石（ESWL）目前以低电能、少冲击次数，分次疗程为宜。双肾结石原则为分侧碎石，先碎阻塞尿路侧；同侧肾、输尿管结石，应先处理输尿管结石，解除梗阻后再治疗肾结石。治疗间隔应 >2 周，孤立肾结石、小儿肾结石应适当延长间隔时间。

9. C 肾脏不显影可能是肾实质长期受压功能严重受损或肾发育不良、孤立肾等所致。肾切除术：结石引起一侧肾严重破坏、功能丧失或合并肾积脓，而对侧肾功能良好时，可切除患肾。

10. B KUB 可以清楚显示肾的轮廓、位置、大小、腰大肌阴影及各椎体的情况，还可显示结石的大小、形态。IVP 可以显示肾功能，肾盂、肾盏及输尿管的走行，为诊断及肾结石手术提供重要的依据，是泌尿系结石最重要的辅助检查。

11. D 右肾结石 0.6cm 大小，光滑，右肾轻度积水，可采取保守排石治疗。

12. B 肾裂伤：肾实质裂伤，外及肾包膜，内达肾盏肾盂黏膜，常引起广泛的肾周血肿、血尿和尿外渗。患者青年男性，因交通事故受伤，CT 图像可见左肾上极模糊并出现大面积低密度影，且患者出现休克症状，故应考虑患者是出血致血肿形成，诊断为左肾裂伤并大血肿形成。

13. B 结合患者检查结果，考虑诊断为附睾结核。附睾结核肿块常位于附睾尾部，质硬，呈结节状，无压痛，输精管可呈串珠样改变。附睾结核的治疗：①非手术：附睾结核肿块 < 0.5cm，伴前列腺、精囊结核者可以用抗结核药物治疗。②手术：病变范围较大的附睾结核或有窦道形成时，需行附睾切除术，同时用抗结核药物治疗。靠近附睾的睾丸被侵犯时，可将附睾和部分睾丸切除，并应尽量多保留睾丸组织。

14. C 急性前列腺炎时，不宜做前列腺按摩和穿刺取前列腺液。否则，可能导致细菌沿输精管扩散，继发附睾炎，甚至出现败血症。

15. E 患者包皮上翻未及时复位造成包皮嵌顿 3 天，极度缺血导致龟头呈紫红色，应立即解除嵌顿，手法复位失败，应急诊手术行包皮背侧皮肤切开。由于包皮内板明显充血水肿，并有炎性渗出，不宜立即进行包皮环切，待水肿消退后再行包皮环切术。

16. C 患者左输尿管上段结石，直径大于 0.6cm，经非手术治疗后未排出，可采用体外冲击波碎石的方法。

17. B 根据血尿在排尿过程中出现的情况分为以下 4 类，可用尿三杯试验区别。①尿道溢血，血由尿道口不自主地流出，与排尿无关。病变在尿道括约肌以下。尿道损伤引起的尿道流血时血液鲜红，尿中并不含血液，不能误认为血尿。②初始血尿，排尿开始时尿内有血，以后逐渐转清，病变多在尿道。③终末血尿，排尿终末时尿内有血或血色加深，病变多在膀胱三角区、膀胱颈或后尿道。④全程血尿，血尿多来自膀胱颈以上病变。患者有初始血尿

而终末尿液正常，病变初步考虑位于前尿道。

18. A 下腹部膨隆有压痛，无肌紧张，叩诊浊音，表明膀胱未破裂。患者有尿意，但不能排尿，表明尿道损伤，前尿道损伤多见于骑跨伤，骨盆骨折多导致后尿道损伤。

19. B 前列腺肥大介入治疗的适应证为出现中重度的下尿路症状并已明显影响生活质量或药物控制不佳的患者。

20. B 腹部肿块为 Wilms 瘤的最常见症状。肿块位于腹季肋部一侧，表面光滑、中等硬度、无压痛，一般不超过中线，可有一定活动度。少数巨大肿瘤超过中线，无活动度。

21. C 患儿双侧肾不显影或表现为肾内肿块即双侧肾盂肾盏被挤压、移位、拉长变形或破坏，且儿童最常见的肾脏肿瘤为肾母细胞瘤。

22. B 患者 MRI 检查见右肾巨大包块，且呈空泡状，肾脏无破坏性表现，肾内结构除瘤体挤压外无改变，所以可能为右肾髓样脂肪瘤。

23. B 原发性膀胱结石多发生于男孩，与营养不良和低蛋白有关。成人膀胱结石几乎没有原发性的，多由于排尿困难、膀胱出口梗阻、感染或异物（手术缝线、导尿管、自行置入的异物等）导致，或肾、输尿管结石排入膀胱所致。患有前列腺增生症的老年男性是膀胱结石的好发人群之一。

24. D 肾结核的早期病变主要是肾皮质内多发性结核结节，绝大多数为单侧病变。尿频、尿急、尿痛是肾结核的典型症状之一，尿沉渣涂片抗酸染色约50% ~ 70%的病例可找到抗酸杆菌，肾结核约15% ~20%有继发感染。

25. A 患者双侧肾盂输尿管连接部狭

窄，右肾萎缩，肾功能受损严重，左肾功能受损较轻。为避免左肾功能进一步受损，应首先进行左肾盂输尿管连接部成形术。

二、多选题

26. BCD 因肾特殊的解剖学位置，肾相关癌症最常见的转移为骨转移，肺转移和肝转移，大多是通过淋巴道转移。

27. AB 舒尼替尼和索拉非尼在治疗晚期转移性肾透明细胞癌时，可取得较高的客观控制率，不良反应可控制，严重不良反应少见，所以是常用的一线靶向治疗药物。

28. BCDE 前列腺表面包有筋膜鞘，称为前列腺囊，囊与前列腺之间有前列腺静脉丛，前列腺的分泌物是精液的主要组成部分。前列腺位于膀胱与尿生殖膈之间，前列腺底与膀胱颈、精囊腺和输精管壶腹相邻，前方为耻骨联合，后方为直肠壶腹，直肠指诊时可触及前列腺的后面，向上可触及输精管壶腹和精囊腺。男性尿道在前列腺底近前缘处穿入前列腺，经腺实质前部，由前列腺尖穿出。近前列腺底的后缘处，有一对射精管穿入，开口于尿道前列腺部后壁的精阜上。

29. BDE 尿液细菌学检查收集尿液，一般为中段尿液，防止受到尿道口的污染。此外，穿刺抽取尿液，导尿管取尿液也是常用的方法。

30. DE 内皮细胞受损，可表现为束臂试验阳性，6 - 酮 - PGF1α 降低。

31. ABCE （1）近期并发症：①感染；②黏膜下损伤；③假道形口成；④穿孔；⑤输尿管黏膜撕脱。（2）远期并发症：①输尿管狭窄；②输尿管闭塞；③输尿管反流。

32. ABDE 3F 相当于 1mm，金属尿道探子可用于尿道狭窄的检查和治疗，金属导尿管可探及尿道和膀胱是否存在结石，尿道炎急性期禁止尿道器械检查。

33. ABCDE 尿路感染的易感因素：①尿道梗阻，膀胱输尿管反流；②有创性操作；③妊娠；④糖尿病及高龄，免疫缺陷；⑤肾坏死；⑥膀胱高压。

34. ABCD 二次电切：以纠正病理分期被低估或处理手术中被忽略的肿瘤。尤其是对于高分级或者 T₁ 期膀胱癌，二次电切可以降低复发，临床价值更大，可显著提高患者生存率。两次电切时间间隔 2 ~ 6 周，术后根据膀胱镜检查结果辅助化疗或放疗。

35. ABCDE 尿道外口开口于阴茎背侧，尿道口的远端呈沟状，叫尿道上裂。男性尿道上裂按尿道开口部位不同，分为 3 型：①阴茎型：阴茎头扁平，阴茎体短、宽、上翘，向背侧弯曲，尿道开口于阴茎背侧。自尿道口至阴茎头端有一凹沟，包皮悬垂于阴茎的腹侧。②耻骨联合下型：尿道口位于耻骨联合的下面。③完全型：尿道开口于膀胱颈，呈漏斗状，有尿失禁，有的合并不同程度的膀胱外翻。此型多有耻骨联合分离、尿道外括约肌及膀胱颈部肌肉发育不全。

36. ABCE 隐睾造成的阴茎短小，尿道下裂，要进行激素检测以及遗传因素检测来寻找隐睾的病因。

37. ABCDE 常见的遗传性肾癌综合征：Von Hippel - Lindau（VHL）综合征、遗传性肾乳头状腺癌、遗传性平滑肌瘤病肾癌、Birt - Hogg - Dube 综合征、结节硬化性综合征和伴随 3 号染色体易位的遗传性肾透明细胞癌等，其中 VHL 综合征最为常见。

38. ACD 阴囊坏疽是由球菌（金黄色葡萄球菌、溶血性链球菌等）、杆菌（大肠埃希菌、变形杆菌等）、厌氧菌（各种拟杆菌）等多种细菌混合感染所引起的一种阴囊皮下组织急性感染。各类细菌迅速在阴囊浅筋膜层增殖，感染沿筋膜迅速传播并产生皮下组织的闭塞性动脉内膜炎而导致组织坏死。

39. ABCD 下尿路症状有两种：刺激症状（包括尿频、尿急、夜尿和尿痛）和梗阻症状（包括排尿无力、尿等待和尿线中断），可用尿常规检查、血清前列腺特异性抗原（PSA）检测、前列腺超声、尿流率检测等来确诊。

40. ABCDE 当良性前列腺增生合并前列腺炎症、代谢综合征时或前列腺体积增大、血清前列腺特异性抗原升高、残余尿量增多时，下尿路症状会明显加剧，加快其临床发展。

41. BDE 嗜铬细胞瘤具有大小悬殊、内部回声复杂、位置不定三大特性。异位肾上腺嗜铬细胞瘤临床发生率约占10%。因此，对一个临床高度怀疑嗜铬细胞瘤的患者，如在肾上腺区不能发现异常，还必须检查肾门部，腹主动脉旁和髂动脉周围及膀胱周围，以排除异位嗜铬细胞瘤的可能。对体积较大的嗜铬细胞瘤不要反复加压检查，以免诱发高血压危象。

42. ACD 女性膀胱镜检查采取膀胱截石位，用棉签蘸取1%利多卡因插入尿道内静置5分钟，左手分开小阴唇显露尿道外口，右手以示指和中指夹持镜鞘后端，插入尿道内。镜鞘进入尿道外口后前端略向下压，以绕过耻骨联合，更容易进入膀胱，镜鞘进入膀胱后，后端可稍向下放。

43. ACDE 扶镜器包括固定卡、机械臂和固定支架，当腹腔镜固定在与机械臂相连的固定卡上时，可任意地调节腹腔镜的观察视野，能完成空间三维运动和旋转运动。腹腔镜手术时，减少了一名扶镜的医生，节约了劳动成本，同时主力医生可以按照自己的意念，方便地调整腹腔镜的观察视野，操作简单，安全可靠。

44. ABDE 腹腔镜手术需向术野注入二氧化碳，保证手术空间。二氧化碳进入皮下组织从而形成皮下气肿。气腹针误入皮下组织，二氧化碳直接注入皮下形成气肿；切口过大，切口与套管之间接触不严密，二氧化碳通过连接处缝隙进入皮下；腹压过高易引起皮下气肿，过低不会诱发；手术中套管反复脱出或腹膜形成破损，二氧化碳也会溢出进入皮下。

45. ACDE 气体栓塞是液体在细管中流动时，如果管内液体中混有气泡，液体的流动将会受到阻碍。当气泡数量过多时，可能造成管道堵塞液体无法流动的现象。典型的症状是早期神志丧失，可伴或不伴抽搐或其他中枢神经系统症状。单独的或伴有气体栓塞的过度肺膨胀可产生纵隔和皮下气肿。咯血或血性泡沫痰提示肺部损害。多数患者起病急骤，突然出现烦躁不安、极度恐惧、呼吸困难、头颈部发绀（严重者全身发绀）、剧烈胸、背部疼痛、心前区压抑感，并迅速陷入严重休克状态。体检时患者脉搏细速、血压下降甚至难以测出、瞳孔散大、心律失常，于心前区可以听到从滴嗒声至典型的收缩期粗糙水轮样杂音的变化。有时触摸颈静脉可感到血管内有气泡在手指下移动。

三、共用题干单选题

46. B 患者皮质醇升高，初步考虑病变位于肾上腺。皮质醇对ACTH有调节作用，所以可以通过检测血液中的ACTH来明确病变的部位。

47. A 皮质醇增多症又称库欣综合征，向心性肥胖是本病的主要症状之一，也是最早出现的症状。患者头面部皮肤菲薄、细嫩、温暖、潮湿、油腻，皮下血管明显可见，呈多血质面容。在下腹部、大腿内侧、腋窝等处常常出现粗大的紫红色条纹，称为紫纹。患者呈多血质外观，向心性肥胖，痤疮，下腹部及股内侧见紫纹，判断为库欣综合征。间碘苄胍（MIBG）是一种胍乙啶衍生物，结构上类似于去甲肾上腺素，后者在交感神经组织和神经嵴来源的肿瘤中多见。放射性碘标记的肾上腺阻滞剂起先被用来作为肾上腺髓质显像剂，应用于成人嗜铬细胞瘤和儿童神经母细胞瘤的研究。

48. D 库欣病是专门指垂体性双侧肾上腺皮质增生，主要由于垂体分泌过量的ACTH刺激肾上腺皮质过度增生，产生大量的糖皮质激素所致。ACTH依赖性皮质醇增多症治疗应以经蝶鞍微腺瘤摘除术为首选，若手术失败或不能手术，则行垂体放疗或双侧肾上腺次全切除术或药物治疗，而原发性肾上腺肿瘤则首选肾上腺肿瘤切除术。

49. D 患者出现典型的肾区疼痛症状，彩超提示肾盂结石。

50. E KUB可以直观地判断阳性结石的位置、数目、大小、形态，通过IVP可了解肾盂、肾盏的解剖结构，确定KUB平片上致密影在集合系统中的位置，从而进一步明确肾结石的诊断，还可以了解分侧肾功能，确定肾积水程度，并与其他KUB平片上可疑的致密影相鉴别。

51. C <6mm的肾结石可以采用药物排石治疗。对于6～20mm大小的肾结石，不合并肾积水和感染，ESWL是一线治疗。对于>20mm的肾结石，ESWL虽然也能够成功碎石，但存在治疗次数多、治疗时间长、排石问题多等缺点，采用PCNL能够更快、更有效地碎石。

52. B 患者外伤导致骨盆骨折，易损伤周围脏器，留置尿管后仅有50ml尿流出，且腹部膨胀，移动性浊音阳性，考虑为膀胱破裂，尿液流入腹腔。

53. C 为明确诊断，首选膀胱造影，若造影剂外溢则提示膀胱破裂。

54. D 患者膀胱破裂，腹部膨胀，移动性浊音阳性，提示尿液渗入腹腔，需要急诊剖腹探查并修复膀胱。

55. C 青年女性，慢性膀胱刺激症状，尿常规检查显示，尿中有大量红细胞、白细胞，且IVP检查右肾不显影，左肾重度积水，膀胱显影不佳，考虑泌尿系结核。

56. D IVP显示右肾不显影，左肾重度积水，提示右肾结核，功能严重受损，左肾积水严重，总肾功能受损，首先进行左肾造瘘引流肾积水，改善左肾功能。

57. B 膀胱损伤的病因：①外伤性损伤：开放性损伤；闭合性损伤（最常见的原因为各种因素引起的骨盆骨折，如车祸、高处坠落等）。②医源性损伤。③自发性破裂。患者下腹部或骨盆受外来暴力后，出现腹痛、血尿及排尿困难，体检发现耻骨上区压痛，直肠指检触及前壁有饱满感，提示腹膜外膀胱破裂。全腹剧痛，腹肌紧张，压痛及反跳痛，并有移动性浊音，提示腹膜内膀胱破裂。骨盆骨折引起膀胱及尿道损伤，则兼有后尿道损伤的症状和体征。导尿试验中，如尿液清亮，可初步排除膀胱损伤；膀胱损伤时，导尿管可顺利插入膀胱（尿道损伤常不易插入），仅少量血尿或无尿流出，此时应行注水试验（经导尿管向膀胱内注入200～300ml生理盐水，稍待片刻后抽出，如出入量相差很大，提示膀胱破裂）。本患者下腹部广泛压痛，并有肌紧张及反跳痛，留置尿管有少量血性尿液流出，符合膀胱损伤的表现。

58. D 膀胱造影是诊断膀胱破裂最有价值的方法，尤其是对于骨盆骨折合并肉眼血尿的患者。导尿成功后，经尿管注入稀释后的造影剂（如15%～30%的复方泛影葡胺300ml），分别行前后位及左右斜位摄片，将造影前后X线比较，观察有无造影剂外溢及其部位。腹膜内破裂者，造影剂溢出至肠系膜间相对较低的位置或到达膈肌下方；腹膜外破裂者可见造影剂积聚在膀胱颈周围。由于 10% ~ 29% 的患者常同时出现膀胱和尿道损伤，故在发现血尿或导尿困难时，尚应行逆行尿道造影，以排除尿道损伤。

59. D 右肋脊角同肾区位置几乎一致，所以压痛或叩痛时，拟诊为肾绞痛。

60. C 慢性胆囊炎多数患者有胆绞痛病史。常在饱餐、进食油腻食物后出现腹胀、腹痛，疼痛程度不一，多在上腹部，可牵涉到右肩背部，较少出现畏寒、高热或黄疸，可伴有恶心、呕吐。腹部检查可无阳性体征，或仅有上腹部轻压痛，Murphy 征或呈阳性。

61. D 肾区剧痛时可合并消化道症状，如反射性恶心、呕吐、腹胀等。此时，右侧肾绞痛应与急性胆囊炎、胆石症、急性阑尾炎等疾病鉴别。不过，腹腔内脏器疼痛很少呈绞痛样，且多伴有腹肌紧张，并常向肩部放射。肾绞痛是泌尿外科的常见急症，阑尾炎属于消化系统的疾病，二者的最主要鉴别表现应为血尿。

62. D 胆囊炎属于消化系统疾病，一般不会出现尿常规检查发现红细胞的情况。

63. A 局麻药毒性反应：主要表现在对中枢神经系统和心血管系统的影响，且中枢神经系统对局麻药更为敏感。轻度毒性反应时，患者常出现眩晕、多语、嗜睡、寒战、惊恐不安和定向障碍等症状。患者表现符合局麻药毒性反应。

64. E 由于患者对局麻药有毒性反应，所以从椎管给药，不影响相关组织，避免毒性反应的发生。

65. E 由于患者有局麻药毒性反应，所以应避免直接接触血液以防传播至全身，同时用安定类药物缓解患者可能出现的症状。

状，且剂量要严格计算，动作轻柔。

四、案例分析题

66. IJ 患者阵发性头晕，血压偏高，无其他明显症状，与肾上腺髓质增生临床表现相似，同时与嗜铬细胞瘤的发作很难区分。

67. BEFG 患者已知为肾上腺的疾病，为区分两种疾病应做 B 超检查以及代谢产物的检测。患者血压升高，测 Scr 以排除肾性高血压。

68. AF 本病例考虑诊断嗜铬细胞瘤，嗜铬细胞瘤术前准备：①扩舒周围血管，控制血压在正常范围：应用 α 肾上腺素能受体阻滞剂，如酚苄明 20 ~ 60mg/d，分 3 次口服。术前准备一般应在 2 周以上。②扩充血容量：如输血、补液，常用低分子右旋糖酐 500ml/d 静脉滴注。③完善三大指标：血压控制在正常范围，心率 <90 次/分，红细胞比容小于 45%。左肾上腺肿瘤切除术，术前和术中给予糖皮质激素：肾上腺肿瘤手术前，需要静脉滴注氢化可的松 200mg 以维持患者的基础需要量。

69. E 若服用酚苄明降压效果不佳，可加用钙离子通道阻滞剂，如硝苯地平 30 ~ 60mg/d，分 3 次口服，能取得较好效果，这可能是由于钙离子参与儿茶酚胺代谢的缘故。

70. ADF 患者手术过程中一系列指标不能超过正常范围，否则会导致心脏衰竭或大出血等并发症。所以血压控制在正常范围，心率控制在 90 次/分以下，红细胞比容小于 45%。

71. C 患者使用气管内麻醉有利于对呼吸进行控制，且无创口，安全性高。

72. F 间碘苄胍（MIBG）的结构与去甲肾上腺素相似，是一种肾上腺素能神经阻滞剂，可被嗜铬细胞摄入，由标记的放射性核素示踪，故能显示嗜铬细胞瘤

（PHEO）和副神经节瘤（PGL）的部位。其诊断敏感性和特异性较高，适用于有典型临床症状而超声和 CT 等检查均未发现的 PGL，特别对多发的或转移性的 PHEO 及肾上腺髓质增生，诊断效果优于超声和 CT 检查。^{131}I – MIBG 还可用于治疗恶性嗜铬细胞瘤和肾上腺髓质增生。

73. E 患者左肾上腺发生病变，证实无转移癌和异位嗜铬细胞瘤，所以手术切除即可。

74. ABCDEF 隐睾的病因：（1）解剖学因素：①睾丸引带功能异常：睾丸引带退变后收缩异常，使睾丸发生不同程度的下降不全；②机械性梗阻：当睾丸的体积超过内环口、腹股沟管或外环口的直径时，或外环远端进入阴囊的位置被筋膜覆盖、睾丸无法进入阴囊内；③精索血管异常：精索血管发育迟缓或终止发育，致使精索血管过短而造成睾丸下降不全；④睾丸与后腹膜组织粘连：胚胎期发生腹膜炎，造成睾丸与腹膜组织发生粘连，阻止睾丸正常下降。（2）内分泌因素：某些双侧隐睾使用促性腺激素治疗后，睾丸可以下降或个别双侧隐睾于青春期自动下降至阴囊内，证明隐睾与患者的内分泌失调有关。隐睾患者的睾酮水平低于正常，可是垂体内促性腺激素并不减少，只是不能正常地释放进入血液循环。可能原因是：①甲胎蛋白阻断垂体 – 睾丸轴；②隐睾患者血液中可检出抗促性腺激素抗体，与自身免疫有关。苗勒管抑制物质不足或缺乏时，苗勒管残留或完全没有退化，可以阻止睾丸经腹下移，导致隐睾。

75. ABCD 隐睾的诊断：①阴囊一侧或双侧较小，触诊阴囊内无睾丸。体检常可在腹股沟区触及隐睾。隐睾常合并腹股沟斜疝。少数位于腹膜后则完全不可触及。②B 超检查：有助于腹股沟管内睾丸的定位，但难以辨别腹腔内睾丸。③CT 检查：有助于腹股沟管和腹腔内睾丸的定位。④选择性精索内静脉或动脉造影，可用于临床难以触及的隐睾的定位。⑤放射性核素检查：以 ^{131}I 标记的 hCG（^{131}I – hCG）与睾丸 LH/hCG 受体结合后，γ 摄相扫描显示隐睾，是最新的一种隐睾定位方法。⑥腹腔镜检查：对于腹腔内睾丸、睾丸缺如或睾丸萎缩，B 超和 CT 仍不能确切定位者，腹腔镜检查可达到 88% ~ 100% 的诊断率，可确定有无睾丸及睾丸的位置，以明确进一步的治疗方案。PET – CT 为不能确定病灶时做的检查；肿物可能是未下降的睾丸，所以不能做活检。

76. CE 肿物为未下降的睾丸，所以要进行腹腔探查以及对隐睾进行下降治疗。

77. FGH 前列腺癌的诊断：①直肠指检：细致的直肠指检有助于前列腺癌的诊断和分期。②PSA 检查：血清 PSA 是目前诊断前列腺癌、评估各种治疗效果和预测预后的一个重要且可靠的肿瘤标志物。③经直肠超声检查：是前列腺癌影像学检查的首选方法之一，前列腺超声检查有经腹、经直肠、经尿道三种途径，其中以经直肠超声检查最常用。④经直肠前列腺穿刺活检。⑤CT 检查。⑥MRI 检查：具有较好的组织分辨率和三维成像特点。⑦放射性核素骨扫描：是一种无创伤性检查，可以发现前列腺癌患者的骨转移癌灶。⑧放射免疫显像。

78. ABD 患者通过检查发现肿瘤未发生转移，可以采取根治性手术进行治疗。由于肿瘤较早期，所以可以采用短距放射性粒子植入术，减小创口。

79. ABD 患者有前列腺癌，所以应该对前列腺特异性抗原，是否复发以及盆腔是否有转移进行常规复查。

80. ABEFGH 患者行双侧睾丸切除

术＋全激素内分泌阻断治疗，未切除肿瘤，术后需要密切监测肿瘤大小的变化、易转移的器官及肿瘤大小改变对肾功能的影响。

81. ABDEGH 近距离粒子植入的适应证：①血清 PSA <10ng/ml；②肝功能及肌酐正常，无心、肺功能异常；③预期寿命 >10 年；④临床分期 $T_1 \sim T_{2a}$；⑤前列腺体积 <60ml；⑥Gleason 评分 <7 分。

82. ABDEG 前列腺癌根治术后广泛转移的可能性在以下几种情况时大于80%：术后 1 年内发生 PSA 上升；PSADT 在 4～6 个月；Gleason 评分在 8～10 分；病理分期 $\geq T_{3b}$。怀疑有复发或者转移的可能性时，全身 MRI 或骨扫描检查具有临床价值。

83. ABCGH 根治术后局部复发的可能性在以下几种情况时大于80%：术后 3 年才发生 PSA 上升；PSADT ≥ 11 个月；Gleason 评分 ≤ 6 分；病理分期 $\leq pT_{3a}$。根治性手术后复发的诊断：①DRE：如在前列腺区发现固定、质硬肿块时，应高度怀疑前列腺局部复发。②TRUS 和穿刺活检：常规前列腺穿刺活检价值不大，穿刺成功率低，除非局部有明显复发肿块；活检阴性也不表示可以排除局部复发。PSA 水平与活检结果有关，PSA >2.0ng/ml 时的阳性率高达 70%。现在认为，前列腺穿刺活检只用于可以接受挽救性治疗的患者。③骨扫描和 MRI：只有当 PSA >（30～40）ng/ml、PSA 倍增时间小于 6 个月或 PSA 速率每年大于 2.0ng/ml 时，全身 MRI 或骨扫描检查才有临床价值。如果患者出现骨痛等临床表现时，可以不考虑 PSA 是否复发，直接进行骨扫描或 MRI。

84. ABG 对高危患者，挽救性放疗可防止转移性疾病的进展。局部复发的前列腺癌更多，它们通常是进展性的，而挽救性放疗可治愈不少 PSADT 快和癌症级别

高的患者。挽救性放疗的指征有：预期寿命 >10 年，身体一般状况好，前列腺癌局部复发而无远处转移。只有满足这些条件的患者，挽救性放疗才有明显疗效。

85. E 睾丸肿瘤的典型表现多为病侧阴囊内单发无痛性肿块。睾丸肿瘤较小时，临床症状不明显，随着肿瘤逐渐增大，可表现为病侧睾丸质硬而沉重，有轻微坠胀或钝痛。附睾、输精管多无异常。

86. ADEFGHI 睾丸肿瘤的诊断：绒毛膜促性腺激素（hCG）是一种多肽链糖蛋白，半衰期24～36h。β-hCG 由胎盘滋养层组织分泌，发生肿瘤时由肿瘤的合体滋养层细胞产生，故 β-hCG 明显升高应疑有睾丸绒癌或肿瘤含有绒癌成分。甲胎蛋白（AFP）是一种单链糖蛋白，半衰期 5～7d。血清 AFP 的正常值 <40ng/ml，AFP 水平越高，提示肿瘤恶性度越高，预后越差。通常 50%～70% 的睾丸 NSGCT 患者血清 AFP 升高。乳酸脱氢酶（LDH）是一项低特异性瘤标，但其水平高低往往与肿瘤体积大小呈正比，LDH 明显升高提示肿瘤体积大、易进展、术后易复发。因此临床上将 LDH 看作组织破坏的瘤标。如睾丸癌 I 期时，仅 8% 的患者出现血清 LDH 升高；II 期时则升至32%；III 期时已高达81%。癌胚抗原对诊断具有重要意义，细胞角蛋白 7 还可用于评估肿瘤切缘是否阳性。超声检查：睾丸肿瘤的超声特征共同点是睾丸增大或出现结节状肿块，伴有血流；不同点则因睾丸肿瘤的病理类型相异而各有特点。CT 和 MRI 仅用于病情复杂时的协助诊断。不过，在睾丸肿瘤全身临床分期和疗效观察中，CT 或 MRI 则优于 B 超、淋巴造影、尿路造影等检查。睾丸肿瘤的血行转移常常晚于淋巴转移，而淋巴转移按照发生的先后顺序分为三站，即腹膜后、纵隔和锁骨上。腹部 CT 或 MRI 是

识别腹膜后淋巴转移的最佳方法，诊断准确率约85%，已成为睾丸肿瘤临床分期的常规检查。

87. ABDEF 通常50%~70%非精原细胞瘤AFP升高，100%卵黄囊瘤、70%胚胎癌、50%畸胎癌AFP升高，绒癌和纯精原细胞瘤AFP正常；hCG由胚胎滋养层组织分泌，40%~60%非精原细胞瘤升高，100%绒癌、40%~60%胚胎癌升高。

88. D 睾丸肿瘤患者应经腹股沟入路行根治性睾丸切除术，术中应先阻断精索血管，术中取冰冻切片做病理检查。

89. D 根据2002年AJCC睾丸肿瘤的TNM分期系统，T_3：肿瘤侵及睾丸网状组织或附睾，可知患者肿瘤侵及附睾应为T_3，无淋巴结转移为N_0，无远处转移为M_0，分期为$T_3N_0M_0$。

90. A 胚胎癌起源于具有多分化潜能的原始生殖细胞，为高度恶性肿瘤，生长迅速，对放射线不敏感，预后较差，转移较早，多经淋巴道转移到髂内、髂总淋巴结，所以应尽早行腹膜后淋巴结清扫。

91. ACEH 一般采取自剑突下向下绕脐达耻骨联合上方的腹正中切口，切除上至肾静脉上缘，下至髂总动脉分叉下2cm，两侧达输尿管范围内的所有淋巴结、脂肪、结缔组织。

92. ABCDE 控制精子排出的交感神经纤维主要来源于T_{12}~L_3，射精由骶丛的S_{2-4}控制，其能调控使尿道外括约肌松弛并使尿道球部及会阴部的肌肉收缩协调，该手术可能破坏上述神经，导致逆行射精；手术损伤盆神经，可能引起勃起功能障碍；所有腹部手术均可能引起粘连性肠梗阻；手术破坏的淋巴管若未愈合，可能引起乳糜瘘；胰腺为腹膜后位器官，手术损伤胰腺、诱发胰腺炎。

93. E 患者行经尿道前列腺电切术

后，病理证实为前列腺癌，Gleason评分7分，由于患者既往体健，可行前列腺癌根治性切除术。

94. D 根治性前列腺切除术手术时机的选择：一旦确诊为低、中危前列腺癌并且具备手术条件者应择期接受根治术。经直肠穿刺活检者应等待6~8周，经尿道前列腺切除术者应等待12周再行手术，可以降低手术难度并减少并发症。

95. ABDEF 患者为TURP术后，因此腹腔镜术中膀胱颈和输尿管口等解剖标记不易辨认，容易误伤周围组织。BEF等选项的操作有助于避免输尿管口副损伤。选择正确的手术层面，经腹的腹腔镜手术前应行肠道准备，闭孔淋巴结活检则有助于判断患者是否存在淋巴结转移。

96. ACF 前列腺癌根治术的并发症：①术中大出血：在各种前列腺癌根治术式中，术中出血以经会阴术式为少，这是因为此术式在阴茎背深静脉丛之下进行的。耻骨后术式中如果能妥善处理阴茎背深静脉丛，可明显减少出血量。②膀胱尿道吻合口狭窄：可能原因有术前接受过经尿道前列腺电切术、手术中血管被结扎、尿道吻合口处血液长时间外渗。微小的吻合口狭窄只需扩张尿道就可以解决，严重者冷刀切开和（或）定期尿道扩张。③尿失禁：术后尿失禁的主要原因是括约肌功能不全，其次是逼尿肌功能不稳定和顺应性下降，但术后1年尿失禁的发生率小于5%。术后拔除导尿管时应鼓励患者进行盆底肌肉锻炼，有助于尿失禁的早期恢复。尿失禁1年内最好不采用侵袭性治疗方法。顽固性尿失禁一定要寻找原因，膀胱颈挛缩的患者有充溢性尿失禁时，必须电切开；软膀胱镜检查可以于超声检查残余尿后进行。所有治疗必须基于尿流动力学检查结果。④勃起功能障碍：前列腺癌根治术后勃起功能障碍是由多种因素造成的，如年龄、术前性功能情况、肿瘤侵袭范围及术中对影响勃起的生理基础的保留等。保留神经的前列腺癌根治术可以使术后勃起功能障碍发生率明显降低。⑤直肠损伤：在经会阴前列腺癌根治性切除术中多见，可高达 10%；直肠损伤多发生在分离显露直肠与前列腺、精囊之间的界面时，如处理不当可造成肠瘘、尿道直肠瘘、腹腔感染等并发症。如术前肠道准备完善，术中提高意识，可以避免直肠损伤的发生。⑥血栓形成：腹腔镜手术时，因本身为盆腔手术以及 CO_2 气体的使用，术后有血栓形成的危险。术中和术后避免使用止血药物，术后早期活动四肢，必要时酌情使用抗凝药物。⑦其他并发症：术后栓塞、心血管系统并发症多见于经耻骨后术式。膀胱损伤、闭孔神经损伤、淋巴囊肿、血管损伤、吻合口瘘和切口、腹腔感染等其他并发症，与患者自身情况、术式选择及手术者的经验等有关。

97. BCDEF 怀疑睾丸肿瘤的患者，应进行经腹股沟途径探查术，明确睾丸占位者行根治性睾丸切除术；为明确是否存在转移灶并准确分期，推荐肿瘤标志物、腹盆部 CT、胸部 CT、骨扫描等检查。

98. B 该患者考虑为转移性睾丸生殖细胞肿瘤，且非精原细胞瘤可能性大。腹膜后淋巴结清扫术和联合化疗均为可选治疗方案。但首先需行根治性睾丸切除术以明确诊断，再决定进一步治疗方案。

99. BF 该患者肿瘤分期为 $pT_2N_3M_0S_2$，属于 ⅢB 期转移性非精原细胞瘤，预后中等。标准治疗方案为 4 个疗程博来霉素 + 依托泊苷 + 顺铂（BEP）的化疗方案。2 个疗程的化疗结束后，需再评估以决定后续治疗。如肿瘤标志物降低，转移灶进一步生长，则推荐诱导化疗后行肿瘤切除术；化疗后有可见残余肿瘤且 PET - CT 阳性，即使肿瘤标志物正常，也推荐行外科手术治疗。对于转移性睾丸非精原细胞瘤，不推荐行单纯腹膜后淋巴结清扫术。顺铂 + 依托泊苷 + 异环磷酰胺（VIP）方案常用于初次治疗失败患者的挽救性治疗。高剂量联合化疗适用于挽救性化疗失败或治疗后复发患者。非精原细胞瘤对放疗不敏感，故放疗仅适用于高剂量联合化疗仍无效，又无法行姑息性手术切除的复发病灶。

100. ABCEF 一线化疗后，非精原细胞瘤复发病灶的标准挽救性化疗方案有：VIP 方案×4 个疗程，[紫杉醇 + 异环磷酰胺 + 顺铂（TIP）方案]×4 个疗程，[长春碱 + 异环磷酰胺 + 顺铂（VeIP）方案]×4 个疗程。上述化疗方案无疗效，可行高剂量联合化疗。如果高剂量联合化疗仍无效，又无法行姑息性手术切除复发病灶，可行放疗和紫杉醇 + 奥沙利铂方案化疗。非精原细胞瘤经以顺铂为基础的联合化疗后，1/3 的 ≤2cm 的腹膜后残余病灶仍有肿瘤组织存活；完整切除复发病灶或放化疗后，能有效降低再次复发率。

全真模拟试卷（六）答案解析

一、单选题

1. E 肾周围组织的化脓性炎症称肾周围炎，大部分肾周脓肿患者超过5天才出现症状。主要为畏寒、发热、腰部疼痛和肌紧张，局部压痛明显。血白细胞及中性粒细胞上升。根据患者左肾切开取石术后1个月出现左侧腰痛伴畏寒、高热，腰无法伸直，考虑肾周围炎。由于肾周组织脂肪丰富，且疏松，感染易蔓延，所以X线腹部平片无法显示肾脏轮廓。

2. E 压力性尿失禁是由于尿道括约肌功能减退，于各种使腹压增加的活动（如咳嗽、喷嚏、跑步、搬动重物等）时出现尿失禁。多见于经产妇或绝经后妇女。患者中年女性，腹压增大时出现尿失禁，诊断为压力性尿失禁。

3. C 离体肾最常用的保存方法是单纯低温保存，温度维持在0~4℃。

4. E 急性排斥反应是临床上最多见的一种排斥反应。发生于肾移植后第1周，特别好发于移植后3个月内。主要表现为：尿少、血压升高、血肌酐上升，严重者发热。急性排斥反应有时与免疫抑制剂用量不足有关。另外，感染、手术等也可诱发急性排斥反应。结合患者6天内出现少尿或无尿，血尿素氮和肌酐升高持续不降，发热等考虑为急性排斥反应。

5. B 清洁中段尿培养结果，若菌落数 $>10^5/ml$，提示有尿路感染。

6. B 肾周围组织的化脓性炎症称肾周围炎（肾周感染），大部分肾周脓肿患者超过5天才出现症状。主要为畏寒、发热、腰部疼痛和肌紧张，局部压痛明显。血白细胞及中性粒细胞上升。根据患者高热，伴腹痛加剧，左上腹包块突然增大伴肌紧张，可诊断为肾周围炎（肾周感染）。结合题干患者左肾裂伤病史，及血压低、面色苍白的体征，应考虑肾周感染继发肾破裂大出血的可能。

7. C 肾囊肿是肾脏最常见的良性囊性病变，以单纯性肾囊肿居多，可为单发或多发，临床上多无明显症状，偶有轻度不适，囊肿较大者可压迫邻近器官，出现腹部不适、胀痛等症状。CT表现为肾实质内单发或多发的圆形或类圆形均匀低密度区，呈水样密度，囊肿壁薄，且厚薄均匀；增强扫描病变不强化，边界更清楚；当囊肿内合并出血或感染，或蛋白含量高时，囊肿密度可增高，囊肿壁有时可见弧形或蛋壳状钙化。肾癌高发年龄为50~70岁，间歇无痛肉眼血尿为常见症状，表明肿瘤已侵入肾盏、肾盂。肿瘤较大时在腹部或腰部可被触及。肉眼血尿、腰痛和腹部肿块被称为肾癌的三联征。CT表现为肾实质内不均质肿块，增强扫描后，肿瘤出现明显强化。根据所示图像，左侧肾实质内单个低密度区，呈圆形或类圆形且壁薄光滑，为单纯性肾囊肿的典性CT表现。右肾实质突出不均匀肿块，密度稍低或正常，患者出现腰背部隐痛不适1个月余，是肾癌的典型症状和CT表现。故本题可诊断为左侧单纯性肾囊肿合并右侧肾癌。

8. B 阴茎癌是发生在阴茎区域的恶性肿瘤，可发生于包皮、龟头（阴茎头）、阴茎体部。包茎与包皮过长、包皮垢及炎症的长期刺激，是阴茎癌的重要致病因素，因此与卫生条件有密切关系。婴儿期行包皮环切术者几乎不发生阴茎癌。阴茎癌主要经淋巴转移，早期转移到腹股沟浅、深淋巴结，晚期浸润海绵体血窦时可血行转移。阴茎癌以鳞状细胞癌为主，其他类型如基底细胞癌、腺癌罕见。

9. C 输尿管结石多见于 40 岁以下的青壮年，特点为绞痛，肉眼血尿少见，多为间歇性镜下血尿，常与肾绞痛并存，并且在肾绞痛病因中所占比例最大。肾区剧痛时可合并消化道症状，如恶心、呕吐等。脓尿常为乳白色、浑浊，严重时有脓块，多见于尿路感染。当普通尿检白细胞≥5个/HP 时，应视为异常。患者为青年男性，突发上腹痛，伴恶心、呕吐，急查尿常规红细胞满视野，白细胞 5～10 个/HP，结合以上表现考虑为输尿管结石伴尿路感染。首先应对肾绞痛进行解痉、止痛治疗，同时进行抗感染治疗。

10. D 患者无痛性肉眼血尿，尿中查见癌细胞提示膀胱癌可能性大。通过膀胱镜检查可明确病灶，进行静脉尿路造影（IVU）可明确尿路占位情况。腹部平片及B超只能了解腹部占位情况，无法定性及准确定位。肾动脉造影能观察肾动脉情况，单纯 IVU 检查与膀胱镜检查比较，不如膀胱镜检查直观。

11. D 肾挫伤：外伤涉及肾集合系统可有少量血尿。肾部分裂伤：若肾近集合系统部位裂伤伴有肾盏肾盂黏膜破裂，则可有明显血尿。肾全层裂伤：常引起广泛的肾周血肿、血尿和尿外渗。肾蒂损伤：肾蒂或肾段血管的部分或全部撕裂，可引起大出血、休克。肾外伤大多有血尿，但有时血尿与外伤程度并不一致，肾血管断裂可能仅表现为镜下血尿，甚至无血尿。根据题干，患者插入尿管，尿色清，超声提示左肾周围大量血凝块，则可以排除肾

挫伤、肾部分裂伤、肾全层裂伤，应诊断为肾蒂损伤。

12. C 淋球菌为革兰阴性的奈瑟双球菌。淋球菌不耐干热和寒冷，干燥环境下 1～2h 死亡或加热（55℃）5 分钟即死亡。

13. D 间质性膀胱炎（IC）多发生于 30～50 岁的中年女性，男性较少见。症状可分为膀胱刺激症状和疼痛症状 2 种，主要表现为严重的尿频、尿急、尿痛等膀胱刺激症状和耻骨上区疼痛，疼痛十分剧烈，与膀胱充盈有关，排尿后症状可缓解。膀胱镜检查时发现弥漫性黏膜下点状出血和典型的红斑征。结合患者近 2 年出现憋尿时下腹部疼痛，尿频加重，行膀胱镜检查膀胱黏膜出现出血斑的情况，排除其他感染因素，考虑诊断为间质性膀胱炎。

14. B 病原微生物是引起感染的重要条件，大多数为来自肠道的兼性厌氧菌，最常见的为大肠埃希菌，占社区获得性感染的 85% 和院内获得性感染的 50%；其他为副大肠埃希菌、克雷伯菌、变形杆菌、葡萄球菌、粪链球菌、产碱杆菌、铜绿假单胞菌等。

15. B 终末血尿伴尿频、尿急、尿痛是急性膀胱炎最典型的症状；膀胱肿瘤多无尿道刺激症状；肾盂肾炎多以发热、寒战、腰痛为主；急性前列腺炎和精囊炎也多伴有高热、寒战等症状。

16. D 急性肾盂肾炎的泌尿系统症状包括尿频、尿急、尿痛等膀胱刺激症状。可伴有腰痛、下腹部疼痛、肋脊角及输尿管点压痛、肾区叩击痛等体征。全身症状包括寒战、发热、头痛、恶心、呕吐等。尿常规检查时，尿液中可见大量白细胞，通常呈团块状。在尿沉渣中可见到大量的颗粒管型或白细胞管型。

17. C 慢性肾功能衰竭的主要特点为肾小球滤过率降低，临床表现为血清肌酐

（Scr）和尿素氮（BUN）升高。而到了晚期尿毒症阶段，患者将出现严重酸中毒、贫血、消化道出血、急性心力衰竭等严重临床症状。因此，慢性肾功能衰竭尿毒症血清尿素氮增高，血清肌酐也增高。

18. C 肾血管平滑肌脂肪瘤是肾脏最常见的良性肿瘤，其特点为肿瘤组织内有较多的脂肪组织，在 B 超检查中表现为较强回声，而 CT 检查可见脂肪组织呈低于水密度的病灶，通常 CT 值为负值。

19. C 肾近包膜部位裂伤伴有肾包膜破裂，可致肾周血肿。若肾近集合系统部位裂伤伴有肾盏肾盂黏膜破裂，则可有明显血尿。患者肉眼血尿明显，左侧腰部压痛，无包块，表明肾盂有损伤，所以为肾部分裂伤，裂口通向肾盂。

20. C 膀胱憩室是由于先天性膀胱壁肌层局限性薄弱而膨出或继发于下尿路梗阻后膀胱壁自分离的逼尿肌之间突出而形成的。BPH 的临床表现是随着下尿路梗阻引起的病理生理改变的进展而逐渐出现的尿频、排尿困难，鉴别诊断为膀胱颈挛缩、前列腺癌、尿道狭窄、膀胱癌、神经源性膀胱、膀胱结石。因此，膀胱憩室不在前列腺增生的鉴别诊断范围内。

21. D 血清型 IgA 占总 Ig 的 10%～15%。

22. A 肾盂癌和肾癌有时很难鉴别，肾盂癌可以侵入肾实质内，肾癌也可穿破肾盂。以下几点有助于鉴别：①CT 上肾癌呈现典型的多血管表现，在无坏死和囊性变时，比肾盂癌增强更明显。②肾盂癌一般位于肾中部，可向肾实质内侵袭，而肾癌往往位于肾外周向内侵袭肾窦。③肾盂癌尿细胞学检查可能阳性而肾癌检查一般为阴性，病变局限于肾。④肾盂癌早期即有肉眼血尿，而肾癌必须肿瘤侵犯肾盂、肾盏以后才见血尿。肾盂癌行膀胱镜检查时，有时可见输尿管口喷血。

23. D 皮质醇增多症，又称库欣综合征。库欣病患者大多数存在自主或相对自主地分泌 ACTH 的垂体腺瘤，治疗垂体性皮质醇增多症的首选方法是行垂体肿瘤摘除术。手术途径通常有两条：经典的经额部垂体腺瘤切除术和现今常用的经鼻蝶垂体腺瘤摘除术。经鼻蝶垂体腺瘤摘除术目前在发达国家已成为治疗库欣病的首选方法。

24. D 前列腺癌姑息治疗首选内分泌治疗，包括睾丸切除或雌激素治疗。

25. A 胡桃夹综合征亦称左肾静脉压迫综合征，本病好发于青少年男性，为左肾静脉在腹主动脉与肠系膜上动脉夹角处受压狭窄引起反复发作性血尿和（或）体位性蛋白尿。正常情况下，肠系膜上动脉与腹主动脉成 45°～60°夹角。相差显微镜下观察到 90% 以上的尿中红细胞的形态正常，为非肾小球源性。

二、多选题

26. ABC 压力性尿失禁是由于患者遭受一定程度的生活事件刺激而导致的机体各方面机制紊乱，经过调节和干预可治愈，为应激源的刺激所引发的功能失常，不是由于精神行为失常和锻炼因素的影响。其发病机制有如下研究：（1）神经机制：产伤及盆腔手术等妇科手术史可引起支配尿道括约肌的自主神经（盆神经）或体神经（阴部神经）发生异常。（2）解剖机制：①尿道固有括约肌发生退变或受损，控尿能力下降。②膀胱颈及后尿道下移导致腹压增高时膀胱与尿道间的绝对压力差。③雌激素水平降低等因素会影响尿道黏膜发育，导致其封闭功能减退。（3）功能机制：正常女性腹压增加时，可产生膀胱颈及尿道外括约肌的主动收缩，以关闭膀胱颈及尿道。这种收缩比膀胱内压升高早 250ms，在压力性尿失禁患者中可观察到收缩峰值降低，收缩长度缩短。

27. AC 肾结核常发生于 20~40 岁的青壮年，男性较女性多见。尿频、尿急、尿痛是肾结核的典型症状之一，尿中可能发现结核杆菌。尿培养无细菌生长，经抗菌药物治疗无明显疗效；尿呈酸性，尿蛋白阳性，有较多红细胞和白细胞。结合患者男性，31 岁，尿频、尿急、尿痛 6 个月，多种抗生素治疗无效，尿常规检查可见许多红、白细胞，为明确诊断，应完善尿结核菌培养及静脉肾盂造影。尿结核杆菌培养时间较长但可靠，阳性率可达 90%，这对肾结核的诊断有决定性意义。静脉尿路造影（IVU）可以了解分侧肾功能、病变程度与范围，对肾结核治疗方案的选择必不可少。

28. BC 淋巴细胞增加常见于免疫系统的疾病或者病毒入侵。

29. ABCDE 排尿困难是指膀胱内尿液排出受阻引起的一系列症状，表现为排尿等待且费力、排尿间断或变细、尿线无力、尿线射程变短、尿末滴沥等。

30. BE 尿道球部损伤时，血液及尿液渗入会阴浅筋膜包绕的会阴浅袋，使会阴、阴囊、阴茎肿胀，有时向上扩展至下腹壁。因为会阴浅筋膜的远侧附着于尿生殖膈，尿液不会外渗到两侧股部。尿道阴茎部损伤时，如阴茎筋膜完整，血液及尿液渗入局限于阴茎筋膜内，表现为阴茎肿胀；如阴茎筋膜亦破裂，尿外渗范围扩大，与尿道球部损伤相同。尿道损伤合并尿外渗，若不及时处理或处理不当，会发生广泛皮肤、皮下组织坏死、感染和脓毒症。

31. BCD 平均血小板体积（MPV）：血小板的检测有助于出血性疾病的诊断，对血栓前状态和血栓性疾病发病机制的研究，抗栓药物治疗的疗效观察及抗血小板药物的筛选都有着重要的意义，可由血液

分析仪自动计算得出。但是只作为辅助性诊断，不能作为独立的诊断依据。

32. CDE HLA（人类白细胞抗原）是具有高度多态性的同种异体抗原，其化学本质为糖蛋白，是目前所知人体最复杂的、最主要的组织抗原多态系统。HLA 分布于所有有核细胞表面，人类的主要组织相容性复合体（MHC）通常被称为 HLA。

33. ABCD 通过 IVU 可见，右侧肾盂、上段输尿管扩张积水，输尿管走形异常，呈"S"形向中线移位，是典型的下腔静脉后输尿管的表现。

34. ABDE 嗜铬细胞瘤的诊断方式：①定性诊断：阵发性高血压患者往往血儿茶酚胺和 24h 尿检正常，对于这类患者必须在发作时采集样本测定。嗜铬细胞瘤的诊断是建立在血、尿儿茶酚胺及其代谢物测定的基础上，同时可对血甲氧基肾上腺素进行检测，对疾病进行确诊。②定位诊断：^{131}I-间碘苄胍定位试验（^{131}I-MIBG）是定位诊断的最佳选择，特异性高。MIBG（间碘苄胍）是去甲肾上腺素的生理类似物，可被摄取和贮存于嗜铬细胞瘤内，经同位素 ^{131}I 标记后，能显示瘤体。间碘苄胍可被奥曲肽生长抑素替换。

35. ADE 肾癌侵犯肾上腺，或转移至肾上腺或肾上腺发现异常时都应一起切除，防止切除不干净带来的复发和转移。

36. BCDE 神经源性膀胱患者，双肾积水，尿动力学检查为低顺应性膀胱，表明患者的膀胱已经不发挥作用，所以可以选择留置膀胱造瘘管、膀胱扩大术、留置尿管、尿流改道等重塑膀胱功能的治疗方法。

37. ACDE 肾前性急性肾功能衰竭与急性肾小管坏死在尿比重，尿或血肌酐水平，尿钠离子浓度和尿渗透压方面都有差异，但是 pH 值基本相同。

38. AB 患者双侧重度肾积水，所以测定尿比重来检测肾脏的浓缩功能，测定尿 pH 值来检测肾小管功能。

39. ABCE 尿酸碱度（pH），为尿常规检查内容之一，反映肾脏调节体液酸碱平衡的能力。机体可通过尿液排出大量酸性和碱性物质，以维持酸碱平衡。正常尿液可呈弱碱性，但因饮食种类不同，pH 波动范围可为 4.5~8.0，平均为 5.5~6.5。一般尿液 pH 能大致反应体内血清 pH，如一般情况下酸中毒时尿液 pH 下降、碱中毒时尿液 pH 升高。肾小管酸中毒是指由于各种原因造成的肾小管损害，导致肾小管不能够分泌酸性物质和氢离子，使尿液的 pH 值升高，尿液为碱性。尿酸结石和胱氨酸结石的尿液酸性物质增多，尿呈酸性；肾结核尿液一般呈酸性。

40. BDE 超声检查能了解肾积水的程度，一般以集合系统分离程度为指标，但分肾功能检查有赖于放射性核素检查。肾动态扫描能够了解分肾功能：①通过计算肾小球滤过率，测定双侧肾脏的分肾功能。②梗阻性肾图，用于尿路梗阻和肾实质受损的鉴别诊断。③辅助诊断尿瘘。磁共振尿路水成像（MRU）作为一种安全、无创的检查方法，是对 IVU 技术的一种补充，特别适用于重度积水 IVU 不显影者。此法为肾功能差和由于梗阻致 IVU 不显影或需延迟很长时间才能确定梗阻平面的患者提供了一种快捷确定尿路梗阻部位、程度的一种方法，故具有较高的临床应用价值。肾图不能明确梗阻部位。静脉肾盂造影在肾功能差、无功能时也不显影，比如肾萎缩。

41. ABCD 硬性肾镜：外径有 F16.5~F27 的各种规格的肾镜。肾镜愈细，所需肾瘘的直径愈小，安全性也愈高，外鞘与肾镜之间可用来插入操作器械及注入灌注液，视野方向有 0°~30°。不管何种肾镜，物镜的视野方向为 25°~30° 的镜体较 0° 镜的镜体死角要小，故危险性小。可使用的各类操作器械直径为 2~4mm。硬性肾镜的视野明亮清晰，有效长度也比软性镜短、易于操作，故 PCNL 术大多使用硬性肾镜。

三、共用题干单选题

42. C 前列腺增生多在 50 岁以后出现症状，60 岁左右症状更加明显。尿频是前列腺增生最常见的早期症状，夜间更为明显。排尿困难是前列腺增生最重要的症状，病情发展缓慢。典型表现是排尿迟缓、断续、尿流细而无力、射程短、终末滴沥、排尿时间延长。如梗阻严重，残余尿量较多时，常需要用力并增加腹压以帮助排尿，排尿终末常有尿不尽感。结合题干患者反复夜尿频，排尿困难，B 超检查双肾未见占位性病变，膀胱充盈良好，前列腺 4.5cm×4.0cm×3.0cm 大小，残余尿量较多，初步诊断为前列腺增生。

43. D CT 对前列腺增生的诊断无较大帮助，仅在前列腺增生合并膀胱结石、双肾积水、肿瘤等情况时有诊断帮助；MRI 不常用于前列腺增生的诊断，当怀疑为前列腺癌时可行 MRI 检查；经直肠 B 超比经腹壁 B 超能够更为清晰的显示前列腺内部结构，但经腹壁 B 超检查后未见不明确的情况时可不继续行经直肠 B 超；在合并泌尿系结石的情况下可考虑行平片检查；尿流动力学可以检查尿流率，由此判断下尿路梗阻的严重程度；还能监测膀胱内压力变化，测定膀胱储尿和排尿期的逼尿肌功能。

44. C 前列腺增生的手术指征有：①有下尿路梗阻症状，尿流动力学检查有明显改变，或残余尿在 60ml 以上；最大尿流率小于 10ml/s；②不稳定膀胱症状严重；③已引起上尿路梗阻及肾功能损害；

④多次发作急性尿潴留、尿路感染、肉眼血尿；⑤并发膀胱结石者；⑥合并腹股沟疝、严重的痔疮或脱肛，临床判断不解除下尿路梗阻难以达到治疗效果者。经尿道前列腺切除术（TURP）适用于大多数良性前列腺增生患者，是目前最常用的手术方式。

45. C 根据题干，患者诊断为右肾癌并右肾静脉栓塞，经典的肾癌三联征包括血尿、腰痛及腹部肿块，血尿是比较常见的症状。一些晚期患者表现出体重减轻、发热、盗汗等全身症状，一部分患者由肿瘤转移引起骨痛、骨折、咳嗽、咯血等症状。尚未累及膀胱，不会出现尿频、尿痛。

46. D 右侧精索静脉汇入下腔静脉，下腔静脉血栓形成会引起精索静脉曲张。体格检查发现右侧精索静脉曲张以及双下肢肿大，提示肿瘤侵犯下腔静脉。

47. A KUB + IVP 示右肾集合系统受压变形，提示肾癌的可能性大，需进一步完善肾脏 CT 明确诊断。CT 检查为肾癌的首选诊断方法，CT 平扫发现肾实质肿块，突出于肾轮廓，边界清楚或模糊，肿块为不规则形、分叶或类圆形；密度不均匀，多数为等密度或略低密度，少数略高于肾实质，内部密度不均匀由出血、坏死所致；钙化为无定形斑块呈点状，罕见为线状、壳状。其典型 CT 表现为密度不均匀肿块。

48. E 充溢性尿失禁也称假性尿失禁，其疾病实质是膀胱出口梗阻或膀胱收缩乏力等原因诱发的膀胱排空障碍，导致排尿困难，膀胱排空不全，残余尿增多甚至尿潴留，膀胱充盈后尿液不自主溢出。膀胱出口梗阻多见于男性前列腺增生症，尿末滴沥是前列腺增生症的早期症状，排尿困难呈渐进性。长期慢性尿潴留导致残余尿量增多可出现充溢性尿失禁。老年男性患者，排尿困难 10 余年，尿呈滴沥状，

伴尿液不自主溢出，肛查前列腺 III 度肿大，符合充溢性尿失禁诊断。

49. C 前列腺增生患者，长期梗阻引起慢性尿潴留，应首先导尿引流尿液。

50. C 高血压是醛固酮瘤的早期症状，多为进展缓慢的良性高血压，血压水平一般在（170 ~ 180）/（100 ~ 110）mmHg。低血钾是由于大量醛固酮促进尿钾排泄过多所致。醛固酮瘤可表现为肾上腺局部出现圆形或椭圆形肿块影，边界清楚、光滑，多为单侧，直径一般在 3cm 内。男性患者，血压明显升高，出现低钾，CT 示右肾上腺直径 2cm 实质性占位，首先考虑醛固酮瘤。

51. D 醛固酮瘤可分泌醛固酮，引起醛固酮水平升高，反馈抑制肾素的分泌，导致血浆肾素水平降低。

52. D 醛固酮水平升高来源于醛固酮瘤，手术切除可减少醛固酮的分泌。腺瘤的治疗方法简单，只要诊断明确，可行开放或腹腔镜手术将腺瘤摘除，因此，首选右肾上腺腺瘤切除。

53. D 肾损伤的临床表现：①腰部外伤：有下位肋骨骨折、腰部疼痛及腰肌紧张。多伴肉眼血尿，肾蒂断裂者可无血尿。开放伤则可由伤口渗出尿液。②局部肿块：伤侧腰部或腹部出现包块。③休克：伤情严重、出血多时可出现失血性休克。④血尿：绝大多数的患者都有此症状，血尿量的多少与肾脏损伤的程度和范围成正比。大多为损伤后立刻出现，但亦可在损伤初期血尿停止后 2 ~ 3 周内再度出现继发性血尿。患者跌落，腰部受损，有血尿且尿液出现血块，考虑为肾损伤。

54. E 患者诊断为肾损伤，有外伤史，腰痛伴血尿，影像学检查包括：①B 超：对于怀疑有肾损伤，尤其是闭合性损伤的患者应该尽早进行 B 超检查。②腹部

平片与静脉尿路造影：腹部平片应包括双肾区、双侧输尿管及膀胱区。在获得腹部平片后应该首先观察骨骼系统有无异常、伤侧膈肌是否升高等泌尿系之外的变化，及时判断有无多脏器损伤的可能，静脉尿路造影通常采用大剂量造影剂快速静脉推入后，连续观察的手段。当静脉尿路造影显示伤肾不显影，表明功能严重受损，可能为严重肾损伤或肾动脉栓塞。③CT：对肾周血肿及尿外渗范围的判断能力均优于静脉尿路造影。采用增强扫描可观察肾实质缺损部位、程度，辨别有无肾动脉或分支的损伤和栓塞。

55. B 患者诊断为肾挫裂伤，不应立即手术干预，应该进一步观察患者生命体征，对尿液进行检测；若患者能自行愈合，则不需要做手术治疗，若患者情况恶化再进行治疗。

56. E 有大出血、休克的患者需迅速给予抢救措施，观察生命体征，进行输血、补液等抗休克治疗，同时明确有无合并其他器官外伤，做好手术探查的准备。

57. D 若肾外伤患者在保守治疗期间发生以下情况，则需施行手术治疗：①经积极抗休克后生命体征仍未见改善，提示有活动性内出血；②血尿逐渐加重，血红蛋白和血细胞比容继续降低；③腰、腹部肿块明显增大；④怀疑有腹腔其他脏器外伤。患者保守治疗10天持续有血尿存在，血红蛋白低，为防止机体缺血导致其他情况异常，应施行手术治疗，持久性血尿且较严重者可施行选择性肾动脉分支栓塞术，即选择性肾动脉造影＋栓塞术。

58. A 尿频、尿急、尿痛是肾结核的典型症状之一，血尿是肾结核的重要症状，常为终末血尿。肾结核虽然主要病变在肾，但一般无明显腰痛。若有慢性膀胱炎症状，尿培养无细菌生长，经抗菌药物治疗无明

显好转，附睾有硬结或伴阴囊慢性窦道者，都应该考虑肾结核的可能。患者尿频、尿急、尿痛，伴血尿，一般抗生素无效，肾区无压痛及叩击痛，考虑诊断为肾结核，所以体检时最有可能的阳性发现为附睾、前列腺扪及硬结。

59. B 为明确诊断，下一步应行IVU及尿结核菌检查。静脉尿路造影（IVU）可以了解分侧肾功能、病变程度与范围，为肾结核治疗方案的选择提供帮助。尿结核杆菌培养时间较长但可靠，阳性率可达90%，这对肾结核的诊断有决定性意义。

60. E 附睾病变较重或有寒性脓肿和窦道时，可做附睾切除术。术中需要保护睾丸血供，所以应该对血沉进行检测，以免在手术过程中出现突发状况。

61. D 青春发育期、妊娠期或绝经期的妇女，由于对甲状腺激素的需要量暂时性增高，有时也可发生轻度弥漫性单纯性甲状腺肿，也叫做生理性甲状腺肿。一般无全身症状。病程早期，甲状腺呈对称、弥漫性肿大，腺体表面光滑，质地柔软，随吞咽上下移动。结合患者颈部出现肿物，无任何自觉症状，甲状腺双侧对称性肿大，质软，随吞咽活动的表现，考虑为弥漫性单纯性甲状腺肿。

62. D 对20岁以下的弥漫性单纯性甲状腺肿患者，可给予小剂量甲状腺素或优甲乐，以抑制腺垂体TSH分泌，缓解甲状腺的增生和肿大。

63. B 有以下情况时，应及时施行甲状腺大部切除术：①因气管、食管或喉返神经受压引起临床症状者；②胸骨后甲状腺肿；③巨大甲状腺肿影响生活和工作者；④结节性甲状腺肿继发功能亢进者；⑤结节性甲状腺肿疑有恶变者。患者诉平卧时憋气，可能是因气管、食管或喉返神经受

压引起，应及时行手术治疗。

四、案例分析题

64. ABCDEF 患者持续腰腹部疼痛，考虑腹部和肾脏病变可能，所以应该完善血常规，尿常规，腹部B超，X线，既往有胆石症病史应该做胰腺炎相关酶类检测。

65. ADF 输尿管结石B超检查时可以发现上段输尿管结石或末端输尿管结石，结石的超声图像为强回声伴声影。尿沉渣检查有白细胞，如每高倍视野白细胞超过5个则为脓尿，提示有尿路感染。患者检测结果显示右肾积水，右肾盂、输尿管连接部可见1.2 cm×0.9 cm强回声影，考虑为输尿管结石；尿常规：RBC（＋＋＋＋），WBC（＋＋＋＋），考虑存在尿路感染。

66. ABCD 输尿管结石可以合并有上尿路的急性或慢性感染，常有腰痛、发热、寒战和脓尿，尿常规检查尿中白细胞增多。患者有严重的尿路感染，应该用抗生素控制感染，同时细菌培养和尿路造影，明确病因和发病部位。

67. ABC 患者输尿管和肾未显影，首先需缓解肾积水，可以通过右输尿管逆行置入DJ管引流尿液。如置入输尿管导管失败，可在B超引导下经皮行肾穿刺造瘘引流。输尿管结石如果引起梗阻，在结石上方可以见到积水的输尿管、肾盂及肾盏，结石下方的输尿管可能不显影；如果能显影，一般没有扩张积水。如果患者梗阻严重，肾无法显影，输尿管梗阻导致逆行插管失败，可考虑磁共振水成像（MRU）以明确诊断。

68. ABGH 患者复查时应做尿常规和血常规的检查，以及尿细菌、血细菌的培养，防止重复感染。

69. ACDE 输尿管结石的治疗目的是减轻患者的痛苦，保护肾功能，并且尽量去除结石。患者血、尿常规正常，无细菌

感染，可以采取不同的方法进行排石治疗。目前治疗输尿管结石的方法有体外冲击波碎石（ESWL）、输尿管肾镜取石术、经皮肾镜取石术（PCNL）、腹腔镜及开放手术、溶石治疗和药物治疗等。而输尿管镜钬激光碎石术只能到达输尿管，并不能到达肾盂处。右肾仍有功能，无右肾切除指征。

70. ABCDEF 治疗后患者要多饮水、口服抗生素和排石药物、调节饮食、调节尿pH、注意体位等，这些都对结石排出有利。

71. ABCDEF ESWL后可能出现肾绞痛，肾区剧痛时可合并消化道症状，如恶心、呕吐等。如患者出现较剧烈的腰部胀痛，需严密监测血常规、尿常规并行影像学（腹部B型超声、腹部X线片）检查，患者既往有胆石症病史，不排除腹部其他疾病可能，应该做胰腺炎相关酶类检测。

72. BCF 绝大部分输尿管结石通过药物治疗、ESWL和输尿管镜取石术治疗可取得满意的疗效。上述治疗失败的患者往往需要开放手术取石，腹腔镜手术是微创手术，可以作为开放手术的替代方法。腹腔镜手术和开放手术也可用于ESWL和输尿管镜治疗有禁忌时，例如，结石位于狭窄段输尿管的近端。由于患者下段输尿管距膀胱5cm处有一直径约7mm强回声影，结石较小，不适合用经皮肾镜取石术和腹腔镜手术，右输尿管切开取石造成的创口太大。

73. D 经典的肾癌三联征包括血尿、腰痛及腹部肿块，血尿是比较常见的症状，系肿瘤侵犯肾盂或肾盏黏膜引起，通常表现为间歇性、无痛、全程肉眼血尿。间歇期可无肉眼血尿，但仍有镜下血尿，表明肿瘤已侵入肾盏、肾盂。疼痛常为腰部钝痛或隐痛，多由于肿瘤生长牵拉肾包膜或侵犯腰大肌、邻近器官所致，结合患者左

腰轻度胀痛 3 个月，无肉眼血尿，B 超提示左肾下极有一 10cm×9cm×7cm 大小的肿物，考虑诊断肾癌的可能性最大。

74. ABCDEFG CT 对肾癌的确诊率高，可发现 0.5cm 以上的病变，是目前诊断肾癌最可靠的影像学方法。CT 表现为：①可明确肿瘤的大小、部位；②肾盂、肾盏可表现为受压、破坏及梗阻、扩张；③约 17% 出现肾静脉或下腔静脉癌栓；④可见肾周、肾门及腹主动脉和下腔静脉周围淋巴结的情况；⑤CT 对肾脏肿瘤的检出率近 100%、正确率达 95% 以上，敏感性及特异性优于 MRI。

75. DEF 肾癌的影像学诊断为：①B 超检查既是健康人群筛查的主要手段，又是诊断肾癌最常用的检查方法。②CT 检查为首选诊断方法，对直径 ≤3cm 的小肾癌敏感度达 94%，CT 分期准确率为 90%。③MRI 检查对肾肿瘤分期判定的准确性略优于 CT，特别在静脉瘤栓大小、范围以及脑转移的判定方面优于 CT。④PET - CT 检查也用于肾癌的诊断、分期和鉴别诊断。⑤核素骨显像发现骨转移病变比 X 线片早 3~6 个月。骨转移常见部位为躯干骨、四肢骨、颅骨。⑥肾显像可计算分肾及总肾功能。

76. C （根据第八版 UICC TNM 分期）T_1：肿瘤局限于肾脏，最大径 ≤7cm，T_{1a}：肿瘤局限于肾脏，肿瘤最大径 ≤4cm；T_{1b}：肿瘤局限于肾脏，4cm < 肿瘤最大径 ≤7cm。T_2：肿瘤局限于肾脏，最大径 >7cm，T_{2a}：肿瘤局限于肾脏，7cm < 肿瘤最大径 ≤10cm；T_{2b}：肿瘤局限于肾脏，最大径 >10cm。T_3：肿瘤侵及大静脉或除同侧肾上腺外的肾周围组织，但未超过肾周围筋膜，T_{3a}：肿瘤侵及肾静脉或侵及肾静脉分支的肾段静脉（含肌层的静脉），或肿瘤侵入肾盂、肾盏系统或侵犯肾周围脂肪和

（或）肾窦脂肪（肾盂旁脂肪），但是未超过肾周围筋膜；T_{3b}：肿瘤侵及横膈膜下的下腔静脉；T_{3c}：肿瘤侵及横膈膜上的下腔静脉或侵及下腔静脉壁。T_4：肿瘤侵透肾周筋膜（包括侵及邻近肿瘤的同侧肾上腺）。N_0 无淋巴结转移；M_0 无远处转移。根据患者左肾下极实质性占位，突破肾包膜，CT 值不均匀，未见负值，肾静脉可见癌栓，未见肿大淋巴结，胸片、肝脏 B 超未见异常，属于 $T_3N_0M_0$。

77. A 患者肿瘤较大，并侵犯肾静脉，但未突破肾周筋膜，故可行肾根治性切除术。

78. C 根治性肾切除术术前可行肾动脉栓塞术，其目的是使肾脏肿瘤缩小，减轻肾周围水肿，有利于肾脏的切除，减少术中出血。手术时便于先结扎肾动、静脉，减少肿瘤细胞扩散。一般在肾动脉栓塞术后 3~7 天内行根治性肾切除术。

79. E 开放性根治性肾切除术的手术入路主要有经腰部、经腹部和经胸腹联合切口三大入路。通常采用经腹切口入路，以探查肿瘤腹部转移情况，快速处理肾血管，并最大限度地减少对肿瘤的操作。经腰切口，即切除第 11 或 12 肋，或经第 11 肋间切口，但是经腰切口不容易显露肾动静脉，且当患者腹壁厚、脂肪多时，手术比较困难。对于肾上极巨大肿瘤，可选择经胸腹联合切口。

80. ABCDE 根治性肾切除范围包括：肾周筋膜、肾周脂肪、同侧肾上腺、从膈肌脚至腹主动脉分叉处的腹主动脉或下腔静脉旁淋巴结以及髂血管分叉以上的输尿管。

81. D 睾丸肿瘤多发生于青壮年男性，典型表现多为病侧阴囊内单发无痛性肿块，有 30%~40% 患者伴有轻微坠胀或钝痛。睾丸肿瘤较小时，临床症状不明显，

随着肿瘤逐渐增大，可表现为病侧睾丸质硬而沉重，附睾、输精管多无异常。结合患者左侧阴囊隐痛 3 个月，左睾丸增大，质地硬，左附睾边界不清，无压痛，诊断为左睾丸肿瘤的可能性最大。

82. A B 超检查已成为睾丸肿瘤影像学诊断与鉴别的首选检查，对阴囊内的肿瘤诊断率高达 97%。睾丸肿瘤共同特点是睾丸增大或出现结节状肿块，伴血流；不同点则因睾丸肿瘤的病理类型相异而各有特点。

83. BCD 睾丸肿瘤标记物主要有两类：①与胚胎发育相关的癌性物质，如 AFP、β - hCG 等；②细胞酶类，如 LDH、PALP、NSE 等。临床已将 AFP、β - hCG 作为常规瘤标，LDH、PALP、NSE 作为可选择瘤标。

84. CDFG 通常 50% ~ 70% 非精原细胞瘤 AFP 升高，其中 100% 卵黄囊瘤血清 AFP 升高、畸胎癌约 50% AFP 升高，70% 胚胎癌血清 AFP 升高，混合性生殖细胞肿瘤中 87% 含有胚胎癌的成分，因此混合性生殖细胞肿瘤血清 AFP 也升高。绒癌和纯精原细胞瘤 AFP 正常。

85. B CT 和 MRI 在睾丸肿瘤全身临床分期和疗效观察中优于 B 超、淋巴造影、尿路造影等。睾丸肿瘤血行转移常常晚于淋巴转移，此两项检查是识别腹膜后淋巴结转移的最佳方法，而 CT 较 MRI 检查费用更低、更简捷。

86. D 根治性睾丸切除术应先在内环口结扎精索，是治疗患有睾丸肿瘤患者的第一步。做睾丸活检能提供肿瘤的组织病理诊断，然后根据术中病理决定行根治性睾丸切除术。

87. A （根据 UICC TNM 分期系统）T_1：肿瘤局限于睾丸，无血管或淋巴管浸润；肿瘤可浸润睾丸白膜，但未侵犯鞘膜。T_2：肿瘤局限于睾丸，有血管或淋巴管浸润；或肿瘤通过睾丸白膜浸润鞘膜。T_3：肿瘤侵犯精索，有或没有血管、淋巴管浸润。T_4：肿瘤侵犯阴囊，有或没有血管、淋巴管浸润。N_0：无淋巴结转移；M_0：无远处转移。根据患者左睾丸肿瘤侵及白膜，但未侵及血管和淋巴结，故分期为 $T_1 N_0 M_0$。

88. CE 精原细胞瘤检查未见腹膜后淋巴结转移时，不需要行腹膜后淋巴结清扫；I 期精原细胞瘤需要在主动脉旁部位进行预防性放疗，同时需密切随访；对于 I 期精原细胞瘤来说，化疗的有效率与辅助放疗相当，对患者生活质量的回顾性分析比较显示，辅助性放疗与辅助性化疗之间只有微小差异。对于初期化疗广泛应用于临床，仍需更进一步的研究。

89. BG 外伤后骨盆压痛明显，提示有骨盆骨折的可能；膜部尿道穿过尿生殖膈，当骨盆骨折时，附着于耻骨下支的尿生殖膈突然移位，产生剪切样暴力，使薄弱的膜部尿道断裂，甚至在前列腺尖处撕裂。结合患者排不出尿 8 小时，骨盆压痛明显，膀胱膨胀至脐下 2 横指，诊断为骨盆骨折并发后尿道断裂。

90. ABCD 后尿道损伤的处理：①插导尿管：对外伤轻，后尿道破口较小或仅有部分破裂的患者，可试插导尿管，如顺利进入膀胱，应留置导尿管 2 周左右。尿道不完全性撕裂一般会在 3 周内愈合，恢复排尿。②急诊开放性吻合手术：急诊行尿道修补、端端吻合术曾是国外治疗后尿道断裂最流行的方式。③膀胱造瘘、二期尿道修复：20 世纪 60 年代以后，耻骨上膀胱穿刺或开放造瘘、3 ~ 6 个月后再行后尿道修复成形术，成为国外后尿道断裂治疗较为流行的方法。耻骨上膀胱穿刺造瘘是尿流改道引流的简单易行的方法。④窥视下尿道内会师术：随着内镜技术的进步，运用导丝，引导置入导尿管治疗后尿道断裂成为一种新的手术方式，后尿道断裂甚至前尿道断裂都可试用。

91. AB 禁忌反复试插导尿管，可能会加重感染、血肿以及局部损伤。

92. C 45°角能使尿道两侧断端处于正常的解剖位置。

93. C 尿道会师牵引术后牵引重量因患者体重而设，儿童250g，成人：60kg以下为450～500g，60～70kg为550～600g，70kg以上为650～700g。患者男性，20岁，正常体重在70kg左右，最合适的牵引重量是500～750g。

94. B 尿道会师牵引术后，牵引时间为7～10天。若术后尿道牵引过久，可使尿道外括约肌受损，发生暂时性或永久性尿失禁。

95. DEF 尿道会师牵引术后留置导尿管4～6周，拔除导尿管后，应观察排尿情况定期行尿道扩张术。拔除尿管过早，易发生后尿道狭窄，需再次手术治疗。

96. AB 拔尿管后定期复查自由尿流率（评估排尿状态）、尿常规（有无尿路感染）。

97. ABC 患者78岁男性，进行性排尿困难10年，伴尿潴留，首先考虑为前列腺增生伴急性尿潴留。尿常规检查可排除尿路感染致尿潴留可能。PSA可提示是否为前列腺癌。前列腺B超能明确前列腺大小、是否有结节等。

98. A 良性前列腺增生，是引起男性老年患者排尿障碍病因中最为常见的一种良性疾病，尿频是前列腺增生最常见的早期症状，随着病情发展，梗阻加重，出现排尿困难，残余尿量增多，膀胱有效容量减少，严重者可突发尿潴留。

99. F 经尿道前列腺切除术（TURP）适用于大多数良性前列腺增生症患者，是目前最常用的手术方式。手术适应证有：①有下尿路梗阻症状，尿流动力学检查已有明显改变，或残余尿50ml以上；最大尿流率＜10ml/s；②不稳定膀胱症状严重；③已引起上尿路梗阻及肾功能损害；④多次发作急性尿潴留、尿路感染、肉眼血尿；⑤并发膀胱结石；⑥合并腹股沟疝、严重的痔疮或脱肛。

100. C 患者行经尿道前列腺电切术，手术时间相对较长，术中出现烦躁、恶心、呕吐及低血压表现，考虑其为TURP综合征引起的稀释性低钠血症所致。